So leicht geht Autogenes Training für Dummies

Catharina Adolphsen

So leicht geht Autogenes Training für Dummies

WILEY

Bibliografische Information der Deutschen Nationalbibliothek
Die Deutsche Nationalbibliothek verzeichnet diese Publikation in der Deutschen Nationalbibliografie; detaillierte bibliografische Daten sind im Internet über http://dnb.d-nb.de abrufbar.

1. Auflage 2015
© 2015 WILEY-VCH Verlag GmbH & Co. KGaA, Weinheim

Abbildungsnachweis: Alle Abbildungen sowie die Coverillustration stammen von der Autorin.
Korrektur: Frauke Wilkens, München
Satz: inmedialo Digital- und Printmedien UG, Plankstadt
Druck: Media-Print GmbH, Paderborn

Print ISBN: 978-3-527-71084-3
ePub ISBN: 978-3-527-69684-0
mobi ISBN: 978-3-527-69689-5

Inhaltsverzeichnis

4 Nach der Halbzeit: Herz, Bauch und Kopf 79

Einführung

Suchen Sie Entspannung, Wohlbefinden und angenehme Ruhe oder geistige Frische, Klarheit und Konzentrationsfähigkeit? Möchten Sie Ihre Gesundheit erhalten und stressbedingten Beschwerden vorbeugen? Oder leiden Sie bereits an einer durch Stress verursachten Erkrankung und möchten Sie wieder gesund und beschwerdefrei leben? Ist Ihre Lebensbalance gestört und wollen Sie wieder einen guten Rhythmus finden? Haben Sie die Nase voll von Alkohol oder Tabletten zur Entspannung und möchten Sie auf gesündere Weise von Hektik abschalten, einschlafen oder zur Ruhe kommen können?

Das alles können Sie haben – und noch viel mehr. Das Autogene Training hilft, es zu bekommen. Wenn Sie den Wunsch haben, etwas für sich zu tun, haben Sie das richtige Buch in der Hand. Was auch immer Sie erreichen wollen und warum Sie es wollen: Sie sind nicht allein mit diesem Wunsch. Autogenes Training gibt es seit fast hundert Jahren und Hunderttausende von Menschen haben es vor Ihnen gelernt. Dass Autogenes Training wirksam und immer noch modern und zeitgemäß ist, hat sich längst herumgesprochen und die Nachfrage ist ungebrochen. Sonst hätte ich auch nicht die Gelegenheit bekommen, dieses Buch für Sie zu schreiben.

Ich erkläre Ihnen, was Autogenes Training ist, wie es wirkt, und ich zeige Ihnen einen bewährten Weg, es zu lernen. Die Übungen des Autogenen Trainings sind einfach und gleichzeitig hochwirksam. Sie brauchen keine Vorkenntnisse oder teure Ausrüstung, um mit dem Lernen zu beginnen. Eine besondere Stärke des Autogenen Trainings besteht darin, dass Sie es sofort und unauffällig im Alltag umsetzen können.

Wahrscheinlich haben Sie selbst schon bemerkt, dass bestimmte Vorstellungen bestimmte Körperreaktionen zur Folge haben. Stelle ich mir eine frische, saftig-saure Zitrone vor, läuft mir zwangsläufig das Wasser im Mund zusammen. Auch Gefühle ziehen Körperreaktionen nach sich. Der Examenskandidat hat Angst vor seiner Prüfung und bekommt Herzklopfen oder Durchfall. Der verliebte Teenager hat Schmetterlinge im Bauch und kann nichts mehr essen. Fühlen wir uns gestresst, sind die Muskeln angespannt und der Kreislauf aktiviert. Fühlen wir uns entspannt, spüren wir Schwere und Wärme im Körper, Atem und Kreislauf werden ruhiger. Diesen Zusammenhang zwischen körperlichen Reaktionen und seelischem Befinden macht man sich beim Autogenen Training zunutze. Mit zusätzlicher Hilfe von Entspannungsformeln wird eine Entspannungsreaktion eingeübt.

Ich verdanke dem Autogenen Training sehr viel. Ich habe es in einer Zeit erlernt, in der ich als Ärztin, Ehefrau und Mutter meinen Beruf mit vielen zusätzlichen Nacht- und Wochenenddiensten und die berechtigten Bedürfnisse meiner Familie unter einen Hut bringen wollte. Ich merkte, dass ich mich in der mir zur Verfügung stehenden knappen Zeit nicht gut entspannen konnte und dabei große Sehnsucht hatte, genau das zu tun. Das Autogene Training half mir, besser zur Ruhe zu kommen und abschalten zu können.

Das alles ist zwanzig Jahre her. Seither begleitet das Autogene Training meinen Alltag. Ich muss es nicht mehr üben, ich übe es aus, wenn mir danach ist. Diese eigenen guten Erfahrungen und meine berufliche Kompetenz waren die Voraussetzung, es später über viele Jahre lang auch anderen erfolgreich beizubringen.

Über dieses Buch

Dieses Buch besteht aus fünf Kapiteln. Das erste Kapitel dient der Vorbereitung auf Ihr erstes Training. Was, wer, warum, wann, wie, wo, wie oft, wie lange – all diese Fragen beantworte ich hier. Wenn Sie noch keine Erfahrung mit dem Autogenen Training haben, sollten Sie dieses Kapitel auf alle Fälle lesen.

In Kapitel 2 gebe ich Ihnen wichtige Hinweise, wie Sie es schaffen, Ruhe und Gelassenheit zu erlangen und mit Störungen umzugehen. Außerdem ist es bereits vor Ihrem ersten Training wichtig zu wissen, wie Sie aus dem Zustand der tiefen Entspannung wieder in den normalen Arbeitsmodus gelangen.

In den Kapiteln 3 und 4 stelle ich Ihnen die sechs Grundübungen vor. Hier dürfen Sie endlich auch praktisch loslegen. Nacheinander zeige ich Ihnen die sechs Übungen der Grundstufe des Autogenen Trainings: Schwere, Wärme, Atmung, Herz, Bauch und Kopf. Zwischendurch gibt es den Abschnitt »Halbzeit-FAQ«, in dem alle wichtigen bis dahin auftauchenden Fragen beantwortet werden. Außerdem gebe ich auch immer wieder konkrete Übungsanleitungen, um sich auf ein Thema einzustimmen oder um einfach nur zu genießen.

Im letzten Kapitel möchte ich Ihnen einen kleinen Einblick in die Bildung der formelhaften Vorsätze geben. Hier erfahren Sie, wie Sie mithilfe von persönlichen Leitsätzen individuelle Probleme lösen und selbst gewählte Ziele erreichen können.

Symbole, die in diesem Buch verwendet werden

Mit dem Symbol der Lotusblume gebe ich Ihnen einen Tipp oder verrate einen Trick, der Ihnen bei der Vorbereitung oder dem Erlernen und Anwenden des Autogenen Trainings hilft. Manche meiner Insidertipps dienen auch ganz allgemein der Erleichterung des Lebens.

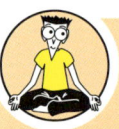

Wenn Sie diesen »... für Dummies«-Mann sehen, präsentiere ich Ihnen eine Übungsanleitung oder eine dazugehörende Formel. Die Anleitungen zeigen Ihnen Schritt für Schritt, wie Sie eine bestimmte Übung ausführen.

Dieses Symbol verweist auf Übungen, die Sie auf der CD finden.

Auf der Audio-CD habe ich die sechs Übungen der Grundstufe des Autogenen Trainings für Sie zusammengestellt. Unter http://www.wiley-vch.de/publish/dt/books/ISBN3-527-71084.3 finden Sie Bonus-Tracks mit Genuss- und Wohlfühlübungen, die Sie auf die Übungen der Grundstufe einstimmen.

 Track 1

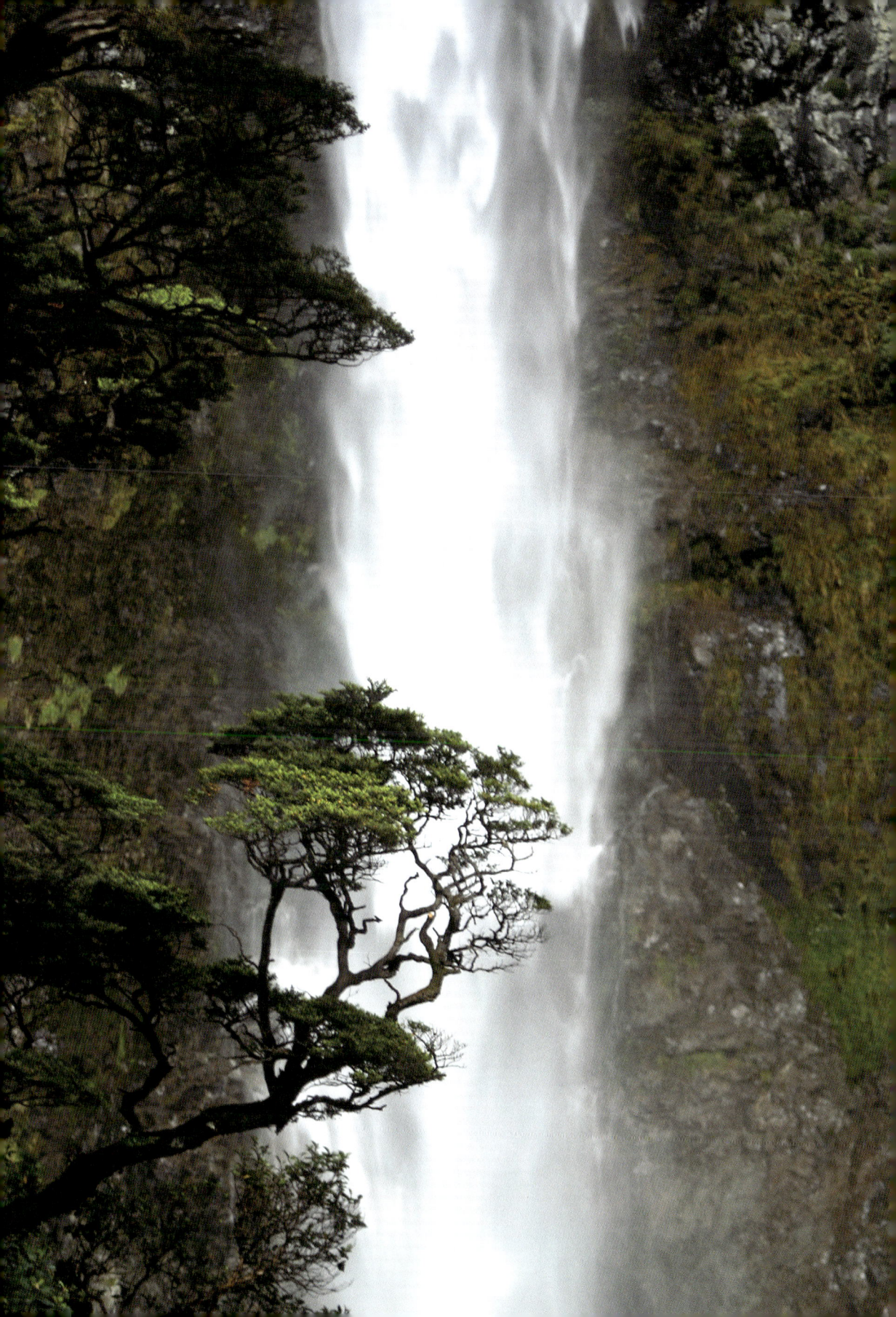

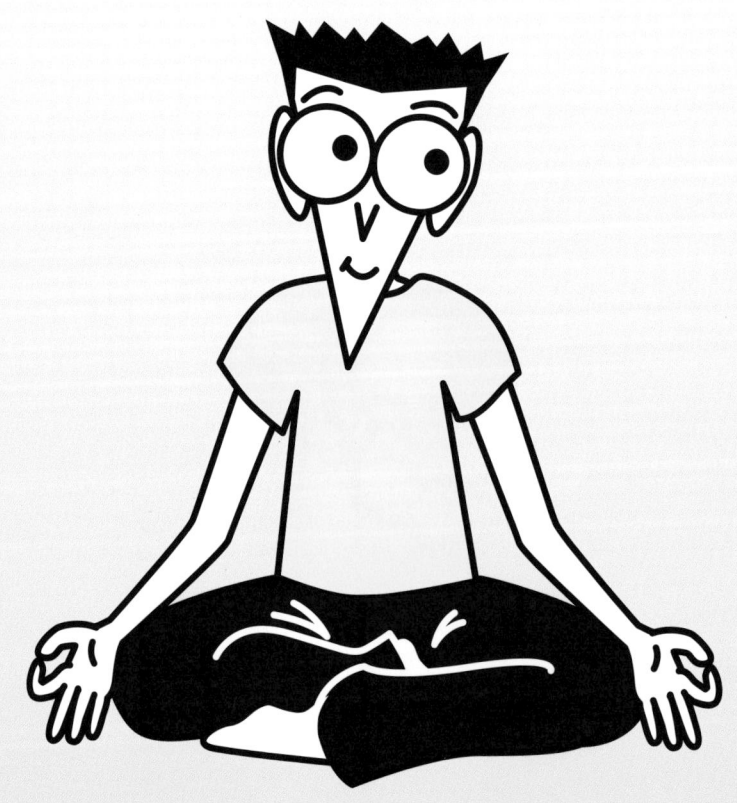

Die wichtigen »W« zur Trainingsvorbereitung

In diesem Kapitel

✔ Was Autogenes Training bedeutet

✔ Die Funktionsweise des Autogenen Trainings

✔ Gründe, das Autogene Training zu lernen

✔ Die optimale Haltung finden

✔ Günstige Orte und Zeiten für Ihre Übungen

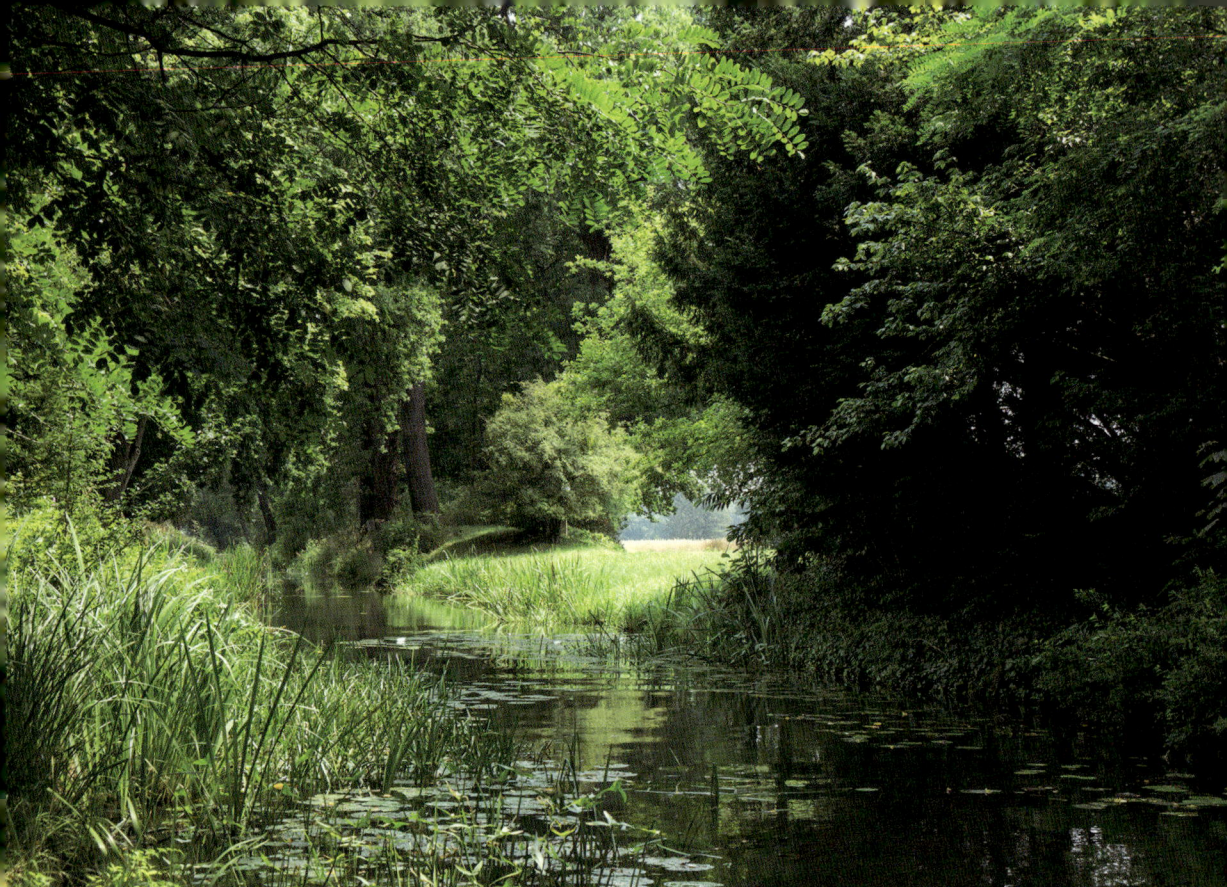

Mit dem Begriff Stress kann jeder etwas anfangen, doch wo setzt ein Entspannungsverfahren wie das Autogene Training zur Stressbewältigung überhaupt an? Welche Vorteile hat es und wie ist es aufgebaut? Welche Voraussetzungen sollten geschaffen werden, damit das Autogene Training von Erfolg gekrönt wird? In diesem Kapitel finden Sie Antworten auf all diese Fragen und erfahren zudem, wie Sie das Autogene Training am besten in Ihren Alltag integrieren können. Es lohnt sich also, ein wenig bei den Vorbereitungen zu verweilen.

Der Begriff Autogenes Training

Wer bei dem Wort »Auto« an sein Kraftfahrzeug denkt, ist schon fast auf der richtigen Spur. Ein Automobil ist ein »Selbst-Beweger«. Der Begriff autogen kommt aus dem Griechischen und setzt sich aus den Wortteilen auto = selbst und genos = erzeugen zusammen. Es entsteht etwas aus sich selbst.

Beim Autogenen Training ist damit gemeint, dass durch Selbstsuggestionen (Autosuggestionen) und bestimmte Entspannungsformeln eine Entspannungsreaktion entsteht. Den Begriff »Training« kennen Sie. Mit dem Wort trainieren ist ein zielgerichtetes und regelmäßiges Üben gemeint, das einer gewissen Motivation und auch ein klein wenig Disziplin bedarf.

Der Begriff »Autogenes Training« wurde von dem Berliner Nervenarzt Johann Heinrich Schultz geprägt und 1928 erstmals verwendet. Die Methode hatte er schon in den Jahren zuvor beschrieben und zunächst konzentrative Selbstentspannung genannt. Schultz ging damals, wie viele seiner nervenärztlich tätigen Kollegen, von der Hypnose aus. Ihm war aufgefallen, dass viele seiner hypnotisierten Patienten von angenehmen Schwere- und Wärmegefühlen im Körper und einer Ruhigstellung von Herz und Atmung während der Hypnosebehandlung berichteten.

Schultz kam auf die Idee, diese unabsichtlichen Begleiterscheinungen zu nutzen und stellte die bekannten Wirkungen von Entspannung und Ausgeglichenheit, von Ruhe und angenehmer Müdigkeit und von Angstfreiheit in den Mittelpunkt seiner Überlegungen. Er ging davon aus, dass durch die absichtliche Herbeiführung dieser Begleiterscheinungen ein Zustand zu erreichen sei, der mit der Hypnose vergleichbar ist.

So wurde aus der Hypnose als einem fremdsuggestiven Verfahren das Autogene Training als ein selbstsuggestives Verfahren entwickelt. Schultz bezeichnete das Autogene Training als »legitime Tochter der Hypnose«. Wem an diesem Punkt das Wort »Suggestion« nicht gefällt, der kann sich auch merken: Autogenes Training ist ein übender Weg zur Selbstbeeinflussung.

Der Aufbau des Autogenen Trainings

Das Autogene Training besteht aus sechs verschiedenen Übungen, die aufeinander aufbauen. Diese sechs Übungen umfassen Schwere, Wärme, Atmung, Herz, Bauch und Kopf. Zum Erlernen dieser sechs Übungen werden Formeln benutzt, die Sie alle noch kennenlernen werden. Diese Formeln werden mit einem bestimmten Bild und einer bestimmten gefühlsmäßigen Vorstellung verknüpft, die Sie sich während der jeweiligen Übung machen.

Ruhe und Entspannung sind das Ziel des Autogenen Trainings, daher taucht die sogenannte Ruheformel immer wieder auf.

Diese Ruheformel lautet: »Ich bin ganz ruhig«. Sie steht am Anfang eines Trainings und gibt Körper und Seele das Signal für den Beginn der Entspannung. Sie steht nicht nur am Anfang und Ende des Trainings, sondern verknüpft sozusagen die einzelnen Übungen miteinander. In der folgenden Abbildung habe ich für Sie ein Bild entworfen, das einen guten Überblick über den Übungsablauf gibt.

Am Anfang haben Sie Ihre »Motivationslokomotive«, die Ihr Training (am besten dreimal täglich) immer wieder in Bewegung bringt. Die einzelnen Übungen reihen sich wie Waggons aneinander. Die einzelnen Waggons werden durch Puffer oder Kupplungen miteinander verbunden, diese Kupplungen bestehen in diesem Fall aus der Ruheformel. Mit der Ruheformel beginnen Sie Ihr Training und beenden es auch, bevor die aktivierende Rücknahme erfolgt. Wenn Ihre Motivationslokomotive von Ihnen immer wieder neuen Brennstoff erhält, werden Sie das Autogene Training nach ungefähr vier bis sechs Monaten beherrschen. Sie können es dann regelmäßig anwenden und von den Effekten profitieren. Aus dem Üben wird ein Ausüben.

Durch die während der Entspannung angewandten formelhaften Vorsätze können Sie gezielt positiven Einfluss auf Ihre Gedanken, Ihre Gefühlswelt und Ihr körperliches Erleben nehmen. Mithilfe dieser Formeln lässt sich das Autogene Training individuell ausbauen. Persönliche Ziele lassen sich besser erreichen und Wünsche verwirklichen. In Kapitel 5 erfahren Sie mehr darüber.

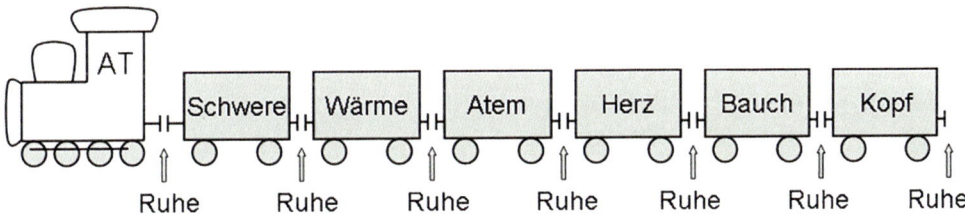

Körperliche Grundlage: Die Entspannungsreaktion

Mit dem Autogenen Training wird eine Entspannungsreaktion trainiert, die bei wiederholter Anwendung dem Stressabbau dient beziehungsweise der Entstehung von Stressgefühlen vorbeugt. Ganz einfach ausgedrückt, kommt es durch das Autogene Training zu einer Umschaltung von Erregung auf Entspannung. Erregung und Entspannung sind körperliche Vorgänge, die mithilfe komplexer und fein abgestimmter Regelkreise zwischen Gehirn, Nervenbahnen und Organen gesteuert werden.

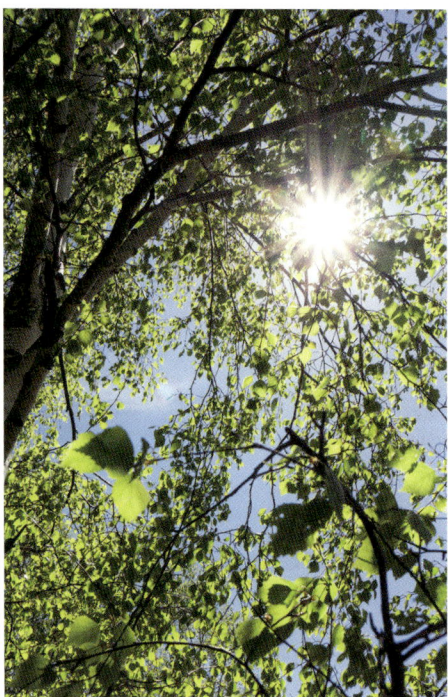

Dabei ist das vegetative Nervensystem ein wichtiger Ansatzpunkt des Autogenen Trainings und gut untersucht. Mit dem Begriff *vegetatives Nervensystem* bezeichnet man die Summe aller Nerven, die alle inneren Körpervorgänge steuern: die Atmung, den Blutkreislauf, den Schlaf-Wach-Rhythmus, den Stoffwechsel mit den Drüsen und den Wärme- und Wasserhaushalt. Man nennt es auch das *autonome Nervensystem*, weil viele seiner Funktionen unwillkürlich, das heißt unabhängig von unserem Willen und ohne bewusste Wahrnehmung ablaufen. So autonom ist das vegetative Nervensystem aber gar nicht, denn es ist beeinflussbar, beispielsweise durch das Autogene Training. Auch zeigt sich die Wirkung von Emotionen und Stimmungen auf vegetative Funktionen deutlich, etwa beim Erröten vor Scham, Schwitzen vor Angst, Herzklopfen bei Ärger oder Durchfall bei Erregung oder bei Prüfungsangst.

Das vegetative Nervensystem besteht aus dem *Sympathikus* (sympathisches Nervensystem) und dem *Parasympathikus* (parasympathisches Nervensystem), die an vielen Organen über komplizierte Steuerungsmechanismen oft als Gegenspieler fungieren und darüber eine äußerst feine Regulation der Organtätigkeit ermöglichen. Sympathikus und Parasympathikus bilden aber auch als Gegenspieler eine funktionelle Einheit und arbeiten daher letztendlich zusammen. Vereinfacht können Sie sich die beiden wie auf einer Wippe vorstellen. Mal ist der eine oben und mal der andere. Richtig wippen macht aber nur Spaß, wenn jeder mal zum Zuge kommt und eine Art von »Zusammenarbeit« auf der Wippe entsteht.

Der Sympathikus bewirkt insgesamt eine Leistungssteigerung und Aktivierung des Organismus. Bei Einwirkung von Stressreizen aktiviert der Sympathikus alle Notfallfunktionen des Organismus. Er erhöht die nach außen gerichtete Handlungsbereitschaft und versetzt den Körper in eine hohe Anspannung und Leistungsbereitschaft, indem er ihn auf Kampf oder Flucht oder andere außergewöhnliche Anstrengungen vorbereitet.

Der Parasympathikus wird auch als »Ruhenerv« bezeichnet, da er der Regeneration des Stoffwechsels und dem Aufbau körpereigener Reserven dient. Er sorgt für Ruhe,

Erholung und Schonung und wirkt sanft aktivierend auf die Organe des Verdauungssystems und entlastend auf das Herz. Der Blutdruck sinkt, das Herz schlägt ruhiger, die Atmung wird ruhiger, die Anspannung der Muskulatur nimmt ab und die Haut wird wärmer.

 Der Sympathikus ist für die Leistungs- und Reaktionsbereitschaft unseres Körpers zuständig, für den sogenannten *Arbeitsmodus*, während sich der Parasympathikus für den *Erholungs- und Regenerationsmodus* verantwortlich zeigt. Vereinfacht kann man sagen, dass sich unser Leben zwischen diesen beiden Zuständen von Arbeitsmodus und Regenerationsmodus abspielt oder – wem diese Begriffe zu sperrig erscheinen – schlicht und einfach zwischen Arbeit und Erholung.

Die Umschaltung von Arbeitsmodus zum Erholungsmodus wurde in der Terminologie des Autogenen Trainings als *organismische Umschaltung* bezeichnet. Heute spricht man einfacher vom Entspannungsreflex. Mit zunehmender Übung gelingt die Umschaltung immer schneller und zuverlässiger. Gut autogen trainierte Menschen können den Entspannungsreflex innerhalb weniger Atemzüge herstellen.

Körper und Seele zu entspannen und zu regenerieren ist prinzipiell ein biologisch festgelegtes Programm. Wenn wir unseren Körper nicht andauernd dabei »stören« oder durch unseren Stress blockieren würden, würde er die Entspannung von ganz allein machen. Die Entspannungsreaktion ist daher etwas ganz Natürliches und viele Menschen haben entweder verlernt (oder gar nicht erst gelernt) sie unbefangen zuzulassen oder sind so viel Stress ausgesetzt, dass diese Reaktion nicht mehr

von allein oder in ausreichendem Maße erfolgt. Daher ist es auch vollkommen ungefährlich, ein Entspannungsverfahren zu lernen. Es wird damit lediglich eine – aus welchen Gründen auch immer – blockierte natürliche Reaktion unterstützt und eingeübt.

Wie Autogenes Training funktioniert

Beim Autogenen Training werden drei Dinge miteinander verknüpft:

- ✔ ein (positives) Bild oder eine (angenehme) Vorstellung
- ✔ eine Formel
- ✔ ein (wohltuendes) Gefühl

Die Freude an Einbildungen

Eine Einbildung ist ein Bild, was vor dem inneren Auge entsteht, eine Imagination. Sich etwas einzubilden, ist keine große Kunst und wir Menschen können das alle mehr oder weniger gut. Seltsamerweise können wir es besonders gut, wenn es um Sorgen, Befürchtungen, schlechte Vorahnungen oder negative Prognosen geht. Es geht jedoch genauso gut, sich etwas Positives, etwas Angenehmes einzubilden.

Beim Autogenen Training werden durch ein Bild, eine Ein-Bildung oder eine bestimmte Vorstellung körperliche Reaktionen in Gang gesetzt. Diese können je nach Art der Grundübung unterschiedlich sein und sind abhängig von der Vorstellung und dem angesprochenen Körpergebiet. Logischerweise wird dabei nicht der »Teufel an die Wand gemalt«, sondern es geht um hilfreiche, wohltuende und angenehme Vorstellungen und Bilder.

So können Sie sich beispielsweise bei der zweiten Übung (der Wärme-Übung) vorstellen, wie angenehm wärmende Sonnenstrahlen auf Ihren Körper treffen und wie sich diese wohltuende Wärme über den ganzen Körper ausbreitet. Dabei geht es nicht nur darum, daran zu denken, sondern es sich richtig vorzustellen, es in Gedanken, in der Fantasie zu erleben, sozusagen zu fühlen, wie Sie in der warmen Sonne liegen.

Die Übungsformeln des Autogenen Trainings

Die über Jahrzehnte bewährten Übungsformeln wurden bis zum heutigen Tage etwas angepasst, aber ansonsten wenig verändert. Sie sind kurz, prägnant, positiv und entweder in der Gegenwartsform (»Ich bin ganz ruhig«) oder ohne Verb (»Rechter Arm schwer«) verfasst. Sie sind kurz und prägnant, weil sie sich so am besten lernen und anwenden lassen. Sie sind positiv, weil das Erreichen positiver Effekte für Körper und Seele das grundlegende Ziel des Autogenen Trainings ist. Sie stehen in der Gegenwartsform, weil so auch das eventuell noch in der Zukunft liegende Ziel am besten zu erreichen ist. Oder sie sind ohne Verb formuliert, weil dann offenbleibt, ob der rechte Arm schwer *ist*, schwer *war* oder schwer *wird*.

Die Formeln des Autogenen Trainings sind autosuggestiv, sie dienen der positiven Selbstbeeinflussung. Das Autogene Training leitet sich ursprünglich von der Hypnose ab. Die Effekte der Hypnose beruhen auf den Suggestionen, die der Therapeut seinem Klienten gibt. Weil diese Instruktionen von einem anderen Menschen kommen, werden sie auch Fremdsuggestionen genannt. Beim Autogenen Training gibt sich der Übende diese Instruktionen selbst. Es handelt sich hiermit um Eigen- oder Autosuggestionen. Beim Autogenen Training sind Sie sozusagen Ihr eigener Therapeut, Sie geben sich Ihre Aufträge selbst. Das ist einer der großen Vorzüge des Autogenen Trainings, Sie führen es unabhängig von anderen Menschen durch!

Suggestionen wirken in entspanntem Zustand besonders gut und können ihrerseits das schnelle Erreichen einer tiefen Entspannung fördern.

Ich empfehle Ihnen, die Formeln *genau so*, wie sie beschrieben sind, zu benutzen. Es ist – gerade für Anfänger – sinnvoll, so zu verfahren. Die Formeln werden nicht laut gesprochen, sondern in der inneren Vorstellung formuliert. Wie Sie während der Übung damit verfahren, dürfen Sie selbst entscheiden, der Fantasie sind keine Grenzen gesetzt. Manche Menschen denken die Formeln, manche Menschen sprechen sie lautlos vor sich hin, andere wiederum sehen Sie wie eine Art Transparent vor sich oder als laufendes Schriftband.

Angenehme Gefühle

Angenehme Gefühle sind die dritte Säule des Gebäudes des Autogenen Trainings. Mit dem Autogenen Training können Sie positive, angenehme Gefühle entstehen lassen. Das Zusammenspiel von Formeln und Bildern setzt körperliche Prozesse in Gang. So wird durch die Vorstellung eines warmen Armbades in Kombination mit der Formel »Rechter Arm angenehm warm« ein wohltuendes Wärmegefühl im rechten Arm hervorgerufen. Dieses Wärmegefühl ist dann auch nicht (mehr) nur eingebildet, sondern tatsächlich vorhanden und somit auch messbar. Diese Wärme wird als angenehm empfunden und sie führt zu weiterer Entspannung, zu tiefer Ruhe.

Die Entspannung wird zusätzlich gefördert durch die Erfahrung des Übenden, dass sich in seinem rechten Arm tatsächlich »etwas tut« und dass er in der Lage ist, seinen Körper so effektvoll zu beeinflussen. Die zunehmende Entspannung macht es wiederum einfacher, sich weitere Formeln und Bilder zu vergegenwärtigen. Es wird eine sich selbst verstärkende, positive Spirale in Gang gesetzt.

Wer kann Autogenes Training erlernen und warum sollte man es tun?

Autogenes Training kann im Grunde jeder lernen. Die Gründe dafür sind allerdings vielfältig und oft so individuell, wie Menschen verschieden und einzigartig sind. Trotzdem finden sich häufig auch Gemeinsamkeiten, die den Wunsch nach dem Erlernen eines Entspannungsverfahrens begründen.

Die Gründe für das Interesse am Autogenen Training lassen sich auf einer Skala zwischen den Polen »Gesundheit« und »Krankheit« verorten. So wollen gesunde Menschen ihre Gesundheit mithilfe des Autogenen Trainings erhalten, sind auf der Suche nach mehr Lebensqualität oder einfach neugierig.

Dann gibt es Menschen, die zwar (noch) gesund sind, sich aber Sorgen über ihren an sich ungesunden Lebensstil machen und daran etwas ändern wollen.

Ebenso gibt es Menschen, die organisch gesund sind (das heißt bei einer gründlichen körperlichen Untersuchung findet sich kein Hinweis auf eine Erkrankung eines Organs oder Organsystems), aber trotzdem unter körperlichen Beschwerden leiden und sich diese auch nicht einbilden. Und es gibt natürlich auch Menschen, die körperlich und/oder seelisch erkrankt sind.

Auch wenn die Gründe, das Autogene Training erlernen zu wollen, recht unterschiedlich sind, werden einige davon häufig und regelmäßig genannt:

✔ Wunsch nach Erholung und Entspannung

✔ Steigerung von Leistungs- und Konzentrationsfähigkeit

✔ Neugier auf körperliche Vorgänge

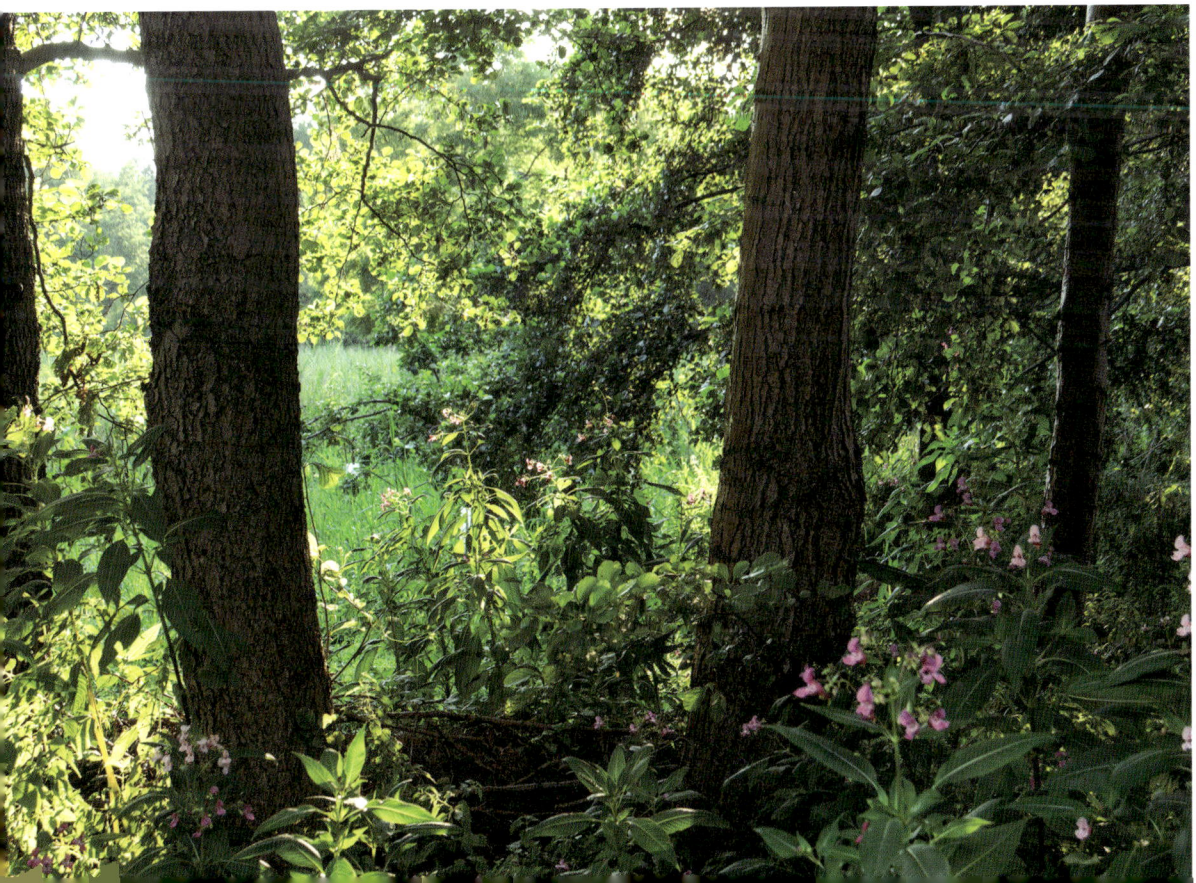

✔ Nervosität, Unruhe und Alltagsstress vorbeugen

✔ Ein- oder Durchschlafschwierigkeiten

✔ Neigung zu kalten Händen oder Füßen

✔ Kopfschmerzen

✔ Verdauungsprobleme und Bauch-schmerzen

✔ Anfälle von schneller Atmung, Panik-attacken

✔ Hoher Blutdruck, schneller Puls

✔ Psychosomatische Erkrankungen

✔ Prüfungsängste, Versagensängste und Lampenfieber

✔ Unsicherheiten oder Hemmungen, mangelndes Selbstbewusstsein

✔ Störende Gewohnheiten (Rauchen, Gewichtsprobleme, übermäßiges Trinken, Fernsehen oder Computer-spielen)

✔ Unnötiges oder übertriebenes Sich-Sorgen-Machen

✔ Unbegründete Angst vor Erkrankungen (Hypochondrie)

✔ Bewältigung schwerer körperlicher Erkrankungen

✔ Geburtsvorbereitung

Neugierige, Genießer und Erholungssuchende

Warum auch immer Sie jetzt gerade in diesem Buch lesen, eine gewisse Portion Neugier gehört wohl dazu. Ob Sie sich zu den Genießern zählen, kann ich nicht beur-teilen. Sicher weiß ich aber, dass das Auto-gene Training die Genussfähigkeit erhöht.

In regelmäßigen Abständen Erholung zu suchen, ist ein Zeichen seelischer Gesund-heit. Die Grundlage aller Erholung ist regel-mäßiger und ausreichender Schlaf. Wer prinzipiell zufrieden, ausgeglichen und gesund ist, aber noch mehr für sich tun möchte, als nur ausreichend zu schlafen, darf sich bei den Genießern einordnen.

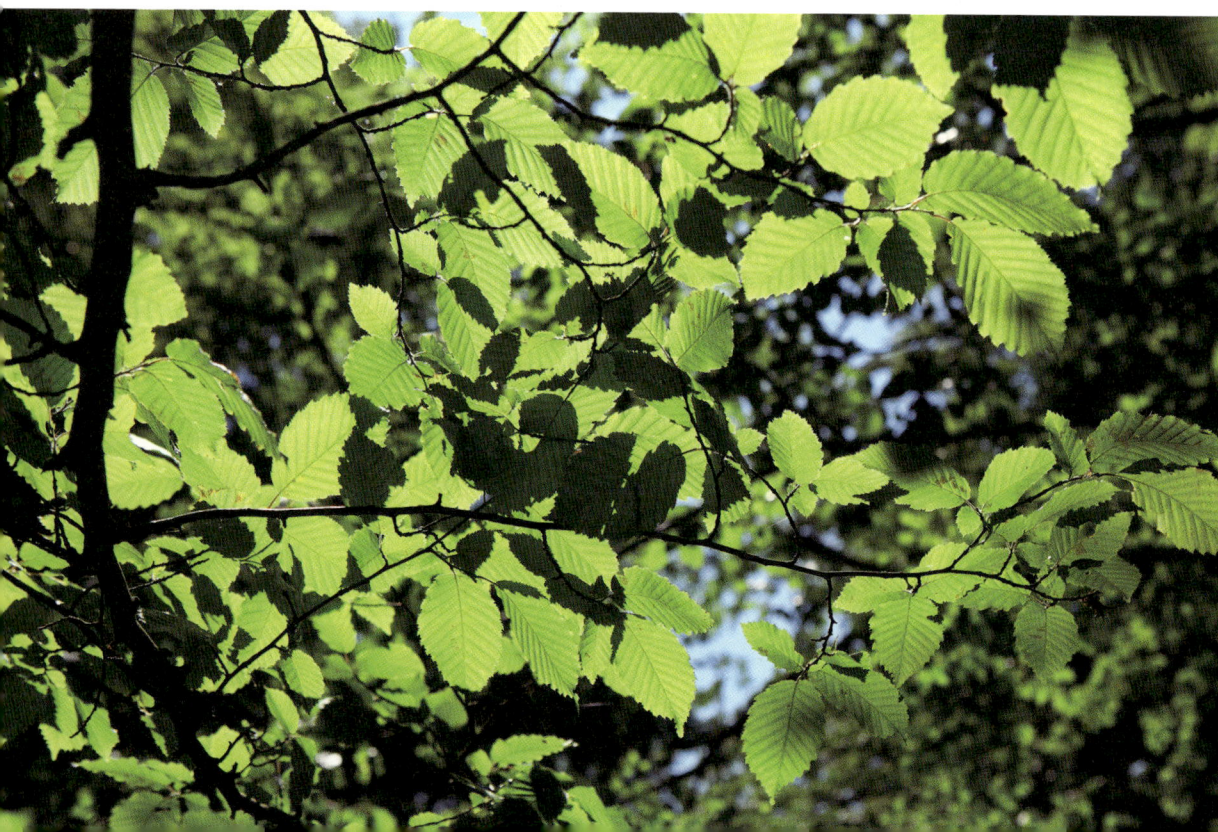

Wenn Sie hierzu gehören, haben Sie das Glück, mit dem Autogenen Training in Ihre Zukunft zu investieren. Sie können sich in einer ausgeglichenen und gesunden Lebensphase in Ruhe eine Methode aneignen, auf die Sie bei Bedarf in turbulenteren Lebenszeiten zurückgreifen können und die dem Erhalt Ihrer seelischen und körperlichen Gesundheit dient. Einer der Vorteile für die zu den Genießern gehörenden Menschen ist, dass es sich in Ausgeglichenheit am besten lernt. Sie haben also doppelt Glück.

Gesunde Menschen nutzen das Autogene Training zur

✔ Erholung,

✔ Entspannung,

✔ Erhöhung von Konzentration und Leistungsfähigkeit,

✔ Vertiefung der Selbsterkenntnis und

✔ Förderung der Kreativität.

Kleine störende Gewohnheiten lassen sich ebenfalls erfolgreich beeinflussen. Johann Heinrich Schultz, der Begründer des Autogenen Trainings, sagte: »Autogenes Training kann Gesundes stärken und Ungesundes abbauen.«

Genießer können mit dem Autogenen Training ihr Wohlbefinden steigern. Es macht sie gelassener, zufriedener und belastbarer. Wer sich für körperliche Vorgänge interessiert, wird fasziniert sein über das, was er bei sich feststellen kann. Fortgeschrittene können das Autogene Training zur Vertiefung der Selbsterkenntnis nutzen.

Autogenes Training fördert außerdem die Kreativität. Entspannte Menschen sind kreativer, das ist bekannt. Künstler kennen das Phänomen, dass sie ohne Druck inspirierter, fantasievoller und ideenreicher sind. Sportler wissen das Autogene Training wegen der Förderung von Konzentration und Leistung zu schätzen. Sie be-

nutzen insbesondere auch die formelhaften Vorsätze als mentale Technik zur Trainings- und Wettkampfvorbereitung.

Stressgeplagte und Schlafgestörte

Wer von Stress geplagt ist und unter Schlafstörungen leidet, ist zwar (noch) gesund, spürt aber meist schon selbst, dass bei Fortsetzung des Lebensstils die Gesundheit gefährdet sein könnte. Diese Menschen leiden unter dem Ausmaß ihres Stresses, sind unzufrieden und haben für Ruhe und Erholung zu wenig Zeit. Schlafstörungen können der erste Hinweis auf ein gestörtes Verhältnis zwischen Arbeit und Erholung sein.

Wenn Sie zu dieser Gruppe gehören, haben Sie die Möglichkeit, mit dem Autogenen Training mehr Gleichgewicht in Ihr Leben zu bringen. Sie lernen, sich besser zu erholen und zu entspannen. Im günstigen Fall führt das Autogene Training dazu, dass Sie während der Entspannungsphasen Ihr Leben und vielleicht notwendige Veränderungen überdenken können. Mit ein bisschen mehr Abstand und Gelassenheit lassen sich manche Dinge besser erkennen als während des hektischen Rotierens im Hamsterrad.

Schlafstörungen sind übrigens ein sehr dankbares Feld für das Autogene Training. Sie verschwinden häufig am schnellsten. Sollten Sie zu dieser Gruppe gehören, haben Sie das Glück, noch gesund zu sein und trotzdem auf die anscheinend vorhandenen Warnsignale Ihres Organismus zu hören. Weil Ihnen Ihre Gesundheit so wichtig ist, haben Sie beschlossen, sich auf der Suche nach einem Entspannungsverfahren mit dem Autogenen Training zu beschäftigen.

Stressbedingte Symptome können sein:

✔ Schlafstörungen, Tagesmüdigkeit

✔ Unruhe, Nervosität, Gereiztheit

✔ Appetitlosigkeit, Übelkeit, Magen-
schmerzen

✔ Kopfdruck, Kopfschmerzen, Lichtemp-
findlichkeit

✔ Schwindel, Ohrgeräusche (Tinnitus),
Hörsturz

✔ Herzklopfen, beschleunigter Puls, hoher
Blutdruck

✔ Angst, Panik, Stimmungsschwankungen
oder gedrückte Stimmung

✔ verminderte Leistungsfähigkeit, gesun-
kenes Konzentrationsvermögen, Unauf-
merksamkeit

✔ Neigung zu Infekten oder Bagatellun-
fällen

Menschen mit stressbedingten körperlichen oder seelischen Beschwerden

Leiden Sie unter stressbedingten
Beschwerden oder an einer stressbedingten psychischen oder psychosomati-
schen Erkrankung? Ein Merkmal psychoso-
matischer Erkrankungen ist es, sich durch
körperliche Beschwerden bemerkbar zu
machen, die seelisch bedingt oder zumin-
dest mitbedingt sind. Dabei ist es wichtig
zu wissen, dass diese Beschwerden nicht
eingebildet sind! Man tut psychosomatisch
Erkrankten sehr unrecht, wenn man ihnen
unterstellt, die Beschwerden seien in Wirklichkeit nicht vorhanden, nur weil sich
keine krankhafte Veränderung eines
Körperorgans finden lässt.

Die sich hinter der körperlichen Sympto-
matik verbergenden oder durch sie zum
Ausdruck kommenden Gefühle sind oft gar
nicht so leicht wahrzunehmen und die
zugrunde liegenden Konflikte sind häufig
unbewusst. Hier bietet eine tiefenpsycholo-
gisch fundierte Behandlung die große Möglichkeit, mehr über sich zu verstehen und
darüber zu einer Linderung oder Heilung

zu kommen. Damit ist auch gleichzeitig
erwähnt, dass das Erlernen des Autogenen
Trainings bei einigen Erkrankungen als
alleinige Behandlungsmethode nicht ausreicht. Sollten Sie sich unsicher sein, empfehle ich Ihnen ein Gespräch mit einem
psychosomatisch kompetenten Arzt.

Psychische Erkrankungen im engeren Sinne
können sich durch Angst, gedrückte Stimmung, Stimmungsschwankungen, Selbst-
wertzweifel oder Selbstüberschätzung,
ständigen Gewissensdruck, aber auch durch
zusätzliche körperliche Beschwerden und
insbesondere auch durch Schlafstörungen
äußern. Wenn diese Beschwerden anhalten, sollte im Rahmen einer ärztlichen
Untersuchung abgeklärt werden, ob unabhängig vom Autogenen Training eine
weiterführende Behandlung notwendig ist.

 Anhaltende körperliche
Beschwerden, egal welcher
Ursache, sollten abgeklärt
werden. Suchen Sie wegen länger
bestehender und bisher nicht abge-
klärter Beschwerden einen Arzt zur
Diagnostik auf, bevor Sie sie als stress-
bedingt bewerten.

Menschen in fordernden und anstrengenden Lebenssituationen

Wer kennt sie nicht, die Aufregung vor
Prüfungen, Klausuren, Vorstellungsgesprä-
chen? Auch die bevorstehende Geburt des
ersten Kindes kann für das beteiligte Paar
aufregend sein. Zu schwierigen Lebenssitu-
ationen zählen ebenso Trennung, Streit,
akute Krankheit, Unfall oder Trauer durch
Verlust eines geliebten Menschen. Das
Autogene Training kann durch Erreichen
von mehr Ruhe und Gelassenheit zur Ver-
minderung von Aufregung oder Ängsten
beitragen – wenn es zuvor bereits gelernt
wurde. Durch Erhöhung von Konzentration

und Aufmerksamkeit verbessert es die Lernfähigkeit. Schön, in solchen Momenten auf »sein Autogenes Training« zurückgreifen zu können!

Hingegen ist in anstrengenden, belastenden und fordernden Lebensphasen zwar häufig die Motivation für das Erlernen eines Entspannungsverfahrens besonders hoch, doch die Möglichkeit des ruhigen und gelassenen Lernens durch den hohen seelischen Druck eingeschränkt. Ob es sinnvoll ist, in einer solchen Situation mit dem Lernen des Autogenen Trainings zu beginnen, hängt unter anderem davon ab, wie viel Zeit bis zu dem bevorstehenden Ereignis bleibt und mit wie viel Ruhe Sie sich auf das Üben einlassen können. Das Erlernen des Autogenen Trainings ist in jedem Fall ein langfristiges Geschehen.

Ein Blick auf das Alter

Schon Kinder können das Autogene Training lernen. Sobald Kinder in der Lage sind, zu lernen und sich für eine Weile auf eine bestimmte Sache zu konzentrieren, kommen sie auch mit dem Autogenen Training klar. In der Regel ist das spätestens mit Beginn des Vorschulalters der Fall.

Kinder kommen naturlich nicht von allein auf diese Idee. Sie brauchen Erwachsene, die sie für das Autogene Training begeistern können, und sie profitieren natürlich auch von einer kindgerechten und spielerischen Anleitung. Deshalb macht Kindern das Lernen in einer Gruppe auch besonderen Spaß. Am leichtesten sind Kinder zu motivieren, wenn sie begreifen, dass das Autogene Training ihr Leben erleichtert und außerdem noch Spaß macht.

Nach oben gibt es keine Altersgrenze. Solange ein Mensch ausreichend aufgeschlossen, interessiert und neugierig ist, sich etwas Neue anzueignen, kann er auch das Autogene Training lernen. Dabei ist nicht das kalendarische, sondern das biologische Alter entscheidend.

Es gibt Untersuchungen, dass – bei entsprechender Vermittlung – auch ältere Menschen mit einer leichten Demenz vom Autogenen Training profitieren können. Insbesondere auf die bei diesem Krankheitsbild häufigen Schlafstörungen hat das Autogene Training einen positiven Einfluss.

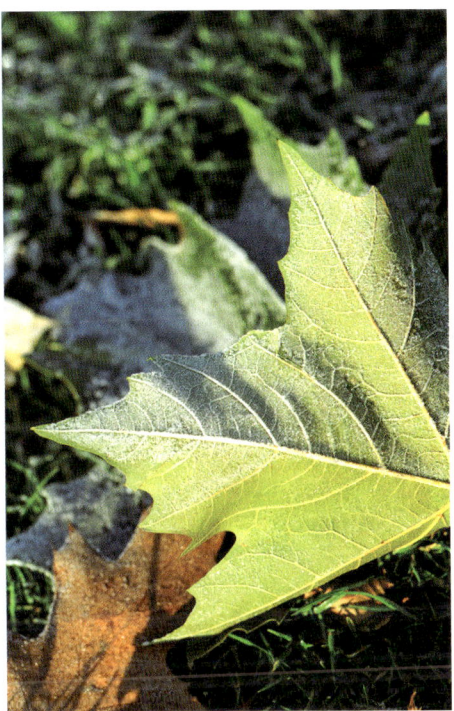

Grenzen des Autogenen Trainings

Begrenzende Faktoren für das Erlernen des Autogenen Trainings können neben dem Alter Intellekt und die sogenannte Selbstverfügbarkeit sein. Selbstverfügbarkeit bedeutet das Vorhandensein intakter kognitiver Funktionen, das heißt eines ungestörten Denkablaufs und eines klaren Bewusstseins. Bei einer wahnhaften Störung, beispielsweise während eines akuten Schubs einer schizophrenen Psychose oder bei einer wahnhaften Depression kann die Selbstverfügbarkeit vorübergehend vermindert oder aufgehoben sein, bei schweren Alzheimer Demenzen ist sie das dauerhaft.

Aber auch bei akuten Belastungen ist es möglich, nicht so ausreichend über sich selbst zu verfügen, um sich in dieser Phase auf etwas Neues einlassen zu können.

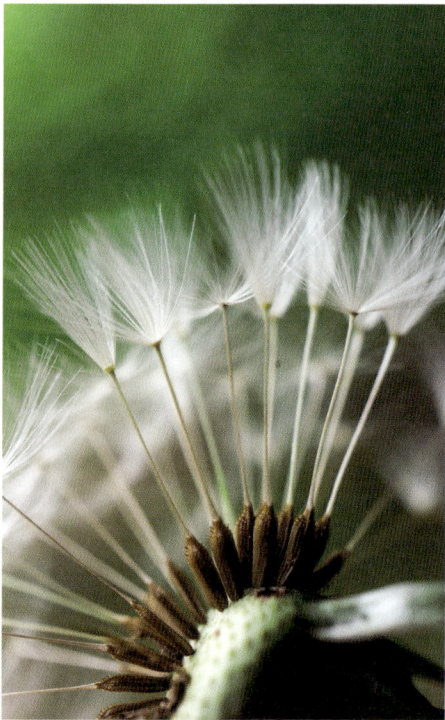

Bei Intelligenzminderungen ist die Fähigkeit zum Lernen des Autogenen Trainings abhängig vom Grad der Einschränkung. So gibt es Berichte, dass intelligenzgeminderte Kinder, die keine normale Schule besuchen und abschließen konnten, das Autogene Training trotzdem gut lernen konnten. Sie können es unter Umständen sogar leichter erlernen als ein »verkopfter Büromensch«, weil sie sich mit ihrer lebhaften bildlichen Vorstellungskraft einfacher und sorgloser darauf einlassen können.

Gegenanzeigen für das Erlernen des Autogenen Trainings gibt es nicht, es kann also keinen direkten oder indirekten Schaden anrichten. Es gibt aber einige Faktoren, die für das Erlernen ungünstig sein können, wie eine starke Anspruchshaltung, ein

übersteigertes Leistungsbedürfnis oder die Angst vor Kontrollverlust.

Es gibt Menschen, die den Anspruch an sich haben, alles sofort und richtig, sozusagen perfekt, zu können. Das klappt beim Autogenen Training natürlich ebenso wenig, wie es sonst im Leben klappt. Sollten Sie zu diesen Menschen gehören, empfehle ich Ihnen: Seien Sie freundlich zu sich selbst! Sie müssen nicht alles sofort können. Das Autogene Training umfasst einen Lernprozess und Lernen braucht Zeit. Autogenes Training ist kein Leistungssport. Und viel hilft nicht immer viel, im Gegenteil: Weniger ist manchmal mehr. »Weg vom Wollen, hin zum Geschehenlassen« ist ein beliebtes Motto des Autogenen Trainings. Denn beim Autogenen Training geht es gerade um das Loslassen, um das Geschehenlassen. Umso mehr gilt die Empfehlung der »Freundlichkeit zu sich selbst« auch für die stark Leistungsorientierten unter Ihnen. Bleiben Sie gelassen und achten Sie darauf, nicht mehr und nicht häufiger zu trainieren als empfohlen.

Angst vor Kontrollverlust ist häufig eine der Ursachen, wenn es Probleme beim Erlernen des Autogenen Trainings gibt. Ängstlichen Menschen fällt es auch manchmal schwer, die Augen geschlossen zu halten. Es hilft, sich immer wieder bewusst zu machen, dass das Autogene Training grundsätzlich keine schlimmen Nebenwirkungen hat, dass die Entspannungsreaktion eine natürliche Reaktion ist und dass die Entspannungsübungen vollkommen ungefährlich sind.

Am besten versuchen Sie von Anfang an, solcher Angst so wenig Aufmerksamkeit wie möglich zu schenken. Konzentrieren Sie sich vermehrt auf positive Empfindungen. Sollte eine solche Ablenkung nicht möglich sein, können Sie die Übung natürlich auch jederzeit beenden und zu einem späteren Zeitpunkt wiederholen.

Reise durch den Körper – eine Wahrnehmungsübung

Lockern Sie beengende Kleidung und Gürtel oder Krawatten und ziehen Sie unbequeme Schuhe oder solche mit Absätzen aus. Setzen Sie sich hin und lehnen Sie sich zurück. Nehmen Sie einen tiefen Atemzug und schließen Sie die Augen. Achten Sie zunächst auf Ihren Atem. Spüren Sie, wie Sie einatmen und ausatmen. Spüren Sie, wie der Atem langsam zur Ruhe kommt.

Nun unternehmen Sie eine gedankliche Reise durch Ihren Körper. Achten Sie dabei besonders auf Ihre Muskulatur. Führen Sie alle Bewegungen langsam und behutsam aus. Es geht hierbei nicht um Schnelligkeit und Kraft, sondern um das Beobachten und Wahrnehmen von Anspannung und Entspannung.

Fangen Sie bei den Füßen an. Wie stehen die Füße auf dem Boden? Sind beide Fußsohlen komplett aufgesetzt? Wie ist der Kontakt zwischen Ihren Fußsohlen und dem Boden? Wandern Sie mit Ihrer Aufmerksamkeit über die Knöchel und die Fersen weiter nach oben. Wie fühlen sich Ihre Unterschenkel an, Ihre Knie, Ihre Oberschenkel? Ist die Beugung im Kniegelenk angenehm? Wenn nicht, korrigieren Sie Ihre Haltung ruhig. Machen Sie langsam einige Bewegungen mit Ihren Füßen wie beim Treten einer Nähmaschine (abwechselnd auf Zehen und Fersen stellen) und registrieren Sie dabei die Anspannung und Entspannung Ihrer Beinmuskulatur. Beachten Sie nacheinander Ihre Zehen, die Fußsohlen, Waden und Schienbeine, den vorderen und hinteren Teil Ihrer Oberschenkel.

Wandern Sie anschließend weiter nach oben. Wie ist der Kontakt zur Sitzfläche, liegen beide Gesäßhälften gleich auf? Rutschen Sie ansonsten ruhig ein wenig hin und her, machen Sie es sich bequem. Wie ist die Position Ihres Beckens, nach vorn oder nach hinten gekippt? Bewegen Sie Ihr Becken einige Male, indem Sie sich aufrichten (das Becken kippt nach vorn) und wieder zusammensinken lassen (das Becken kippt nach hinten). Wandern Sie entlang Ihrer Wirbelsäule weiter nach oben bis zu den Schultern. Nehmen Sie wahr, wie die Schultern sich beim Einatmen etwas heben und beim Ausatmen etwas senken. Ziehen Sie die Schultern einige Male langsam hoch und lassen Sie sie vorsichtig wieder sinken, dann rollen Sie sie einige Male vorwärts und dann rückwärts. Wie fühlt sich Ihre Schultermuskulatur an?

Richten Sie Ihre Aufmerksamkeit dann auf die Arme. Sind die Arme locker oder angespannt? Wie ist der Winkel zwischen Oberarmen und Unterarmen? Ist die Beugung im Ellenbogengelenk angenehm? Wandern Sie weiter zu Ihren Händen, spüren Sie, wo die Hände aufliegen und ob sie entspannt sind. Schließen Sie die Hände einige Male zur Faust und öffnen Sie sie wieder. Spüren Sie dabei, wie die Anspannung beim Faustschluss bis in die Oberarme zu spüren ist. Lassen Sie locker und lenken Sie dann Ihre Aufmerksamkeit von den Händen über Arme, Schulter und Nacken nach oben zum Kopf.

Wie ruht Ihr Kopf auf dem Schultergürtel? Kippen und drehen Sie Ihren Kopf vorsichtig nach rechts und links. Achten Sie dabei auf Ihre Nackenmuskulatur. Legen Sie einige Male das Kinn auf die Brust und heben Sie den Kopf wieder an. Wenn Sie Ihren Kopf in eine angenehme Haltung gebracht haben, atmen Sie einige Atemzüge ruhig ein und aus. Nehmen Sie sich noch einmal im Ganzen wahr, Kopf, Schultern, Oberkörper, Rücken, Bauch, Arme und Beine. Hat sich etwas verändert im Vergleich zum Beginn der Übung? Bleiben Sie so einen Moment sitzen und achten Sie auf Ihren Körper.

Richten Sie Ihre Aufmerksamkeit nun wieder auf Ihre Atmung. Atmen Sie etwas tiefer aus und ein. Vertiefen Sie insbesondere die Einatmung, um sich auf das Ende der Übung vorzubereiten und den Körper wieder zu aktivieren. Strecken Sie dann mit einem tiefen Einatmen die Arme und öffnen Sie anschließend die Augen.

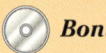 **Bonus-Track 1**

Wie und wo? Der richtige Ort, die richtige Haltung

Prinzipiell kann das Autogene Training in nahezu jeder Körperhaltung ausgeübt werden. Es hat sich aber bewährt, zum Üben erst einmal bestimmte Körperhaltungen einzunehmen. Besonders günstig sind Haltungen, in denen sich möglichst viele Körpermuskeln entspannen können. Die umfassende Entspannung aller Muskeln zu erreichen, wäre natürlich ideal, ist aber häufig nicht möglich und auch nicht nötig. Als Einstimmung auf das Ausprobieren der verschiedenen Haltungen eignet sich die oben stehende Wahrnehmungsübung, die am besten im Sitzen durchgeführt wird und zu der ich Sie einlade. Sie können die Übung natürlich auch im Liegen durchführen.

Was die Berliner Droschkenkutscher mit der Haltung zu tun hatten

Vielleicht haben Sie schon einmal von dem Begriff »Droschkenkutschersitz« in Zusammenhang mit dem Autogenen Training gehört. Diesen Begriff prägte der Gründer des Autogenen Trainings, der Nervenarzt Johann Heinrich Schultz. Zu Beginn seiner Beschäftigung mit dem Autogenen Training lebte er in Berlin. Ihm war aufgefallen, dass die Berliner Droschkenkutscher (die es in den 1920er-Jahren dort noch reichlich gab) in einer entspannten Haltung auf ihre Kundschaft warteten und mitunter in dieser Haltung lange vor sich hin dösten. Dabei saßen sie auf ihrem Kutschbock leicht einge-

sunken ohne sich anzulehnen. Damit ist einer der großen Vorteile dieser Haltung beschrieben: Es wird keine Lehne und auch nur eine kleine Sitzfläche benötigt. Somit lässt sich diese Haltung nahezu überall anwenden, nicht nur dort, wo sich reguläre Sitzgelegenheiten befinden, sondern auch auf Treppenstufen, Mauern oder einem WC-Sitz. Ungewolltes Einschlafen ist im Droschkenkutschersitz schwerer möglich als in den anderen beschriebenen Haltungen.

Die Einnahme der Droschkenkutscherhaltung

Um Ihnen das Einnehmen dieser Haltung zu erleichtern, beschreibe ich Ihnen Schritt für Schritt den Weg dorthin und illustriere ihn durch Abbildungen.

1. Setzen Sie sich auf die vordere Fläche eines Stuhls oder Hockers, sodass kein Kontakt zu einer gegebenenfalls vorhandenen Rückenlehne besteht.

2. Stellen Sie beide Fußsohlen ungefähr schulterbreit voneinander entfernt vollständig auf den Boden. Die Beine sind fest aufgestützt und dabei leicht geöffnet. Der Kniewinkel beträgt 90 Grad (oder etwas mehr), das heißt, Ober- und Unterschenkel stehen in etwa rechtwinklig zueinander. Sollte sich Ihre Wadenmuskulatur angespannt anfühlen, schieben Sie Ihre Füße noch etwas weiter vor. Ziehen Sie Schuhe mit hohen Absätzen vorher aus.

3. Lassen Sie nun die Arme seitlich am Körper schlaff herunterhängen. Atmen

Sie langsam tief ein und strecken Sie dabei Oberkörper und Schulterpartie.

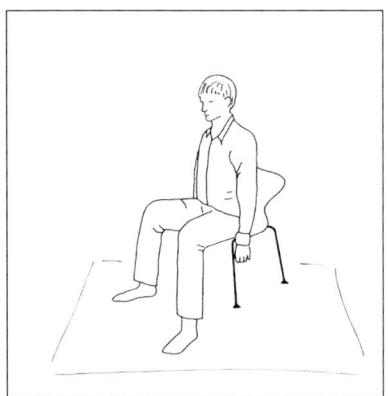

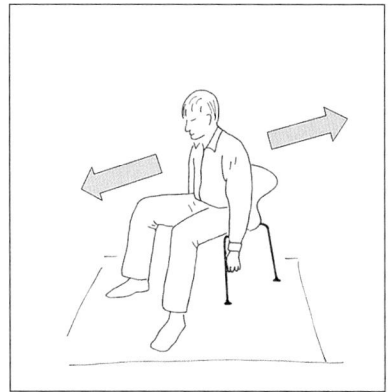

schenkel gelegt. Die Hände berühren sich dabei nicht. Mit zunehmender Entspannung sinkt der Kopf meist noch etwas in Richtung Brust, sodass der »fertige Droschkenkutscher« ungefähr so aussieht.

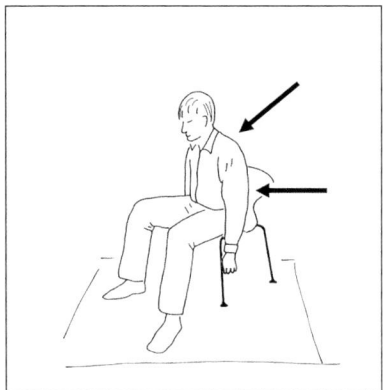

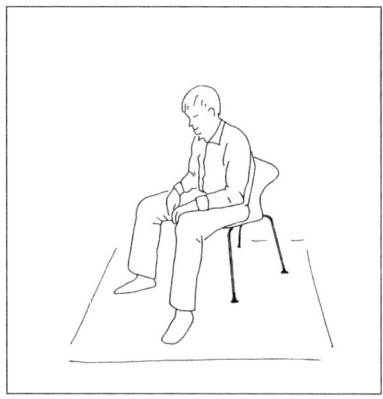

4. Lassen Sie sich anschließend beim Ausatmen in der Brust- und Lendenwirbelsäule (Pfeile) leicht in sich zusammensacken.

5. Pendeln Sie mit Ihrem zusammengesunkenen Körper langsam nach vorn und nach hinten (Pfeile), die Arme hängen dabei immer noch seitlich herab. So finden Sie ein labiles Gleichgewicht, in dem der Kopf und der Oberkörper mit dem Becken eine Art Längsachse bilden. Die Schultern bleiben dabei nahezu über der Sitzfläche beziehungsweise dem Beckenbereich.

6. Anschließend werden die Hände mit den Handflächen nach unten oder mit der Kleinfingerkante locker auf die Ober-

Das Einnehmen dieser Haltung hört sich erst einmal etwas kompliziert an. Aber einmal verstanden und als angenehm empfunden, wird der Droschkenkutschersitz schnell zur Lieblingshaltung vieler Übenden.

Ein Nachteil dieser Haltung wird gelegentlich durch den nach vorn hängenden Kopf verursacht. Menschen, die ohnehin schon unter Verspannungen im Schulter-Nacken-Bereich leiden, empfinden das mit dieser Haltung verbundene Dehnen der Nackenmuskulatur als unangenehm. Probieren Sie es aus, denn oft geben sich diese Verspannungen bei regelmäßigem Üben schnell. Sollten die Beschwerden jedoch anhalten oder gar Schmerzen auftreten, ist für Sie die Lehnsesselhaltung wahrscheinlich besser geeignet.

Natürlich lässt sich ein Rest von Spannung im Rücken mit dem Droschkenkutschersitz nicht vermeiden, sonst würde man das Gleichgewicht verlieren. Wichtig ist allerdings, dass der Oberkörper nicht auf den Oberschenkeln aufgestützt wird. Dabei wären Rücken, Schultern und Arme nämlich zwangsläufig angespannt. Deshalb sollten die Hände nur locker auf den Oberschenkeln liegen. Achten Sie auch sorgfältig auf die beschriebene Position der Schulterpartie über dem Beckenbereich. Der Oberkörper sollte nicht oder nur wenig vorgebeugt sein, denn mit vorgebeugtem Oberkörper oder auf den Oberschenkeln abgestützten Armen wäre keine Entspannung möglich.

Die Lehnsesselhaltung

Das angelehnte Sitzen empfinden viele Menschen als besonders angenehm. Je nach Beschaffenheit der Sitzgelegenheit werden nicht nur Rückenlehne, sondern auch Armlehnen und Kopfstütze miteinbezogen. Geeignet sind Fernsehsessel, Lehnsessel oder eine bequeme Couch. Aber auch auf einem an die Wand geschobenen Hocker kann man eine angelehnte Sitzhaltung einnehmen.

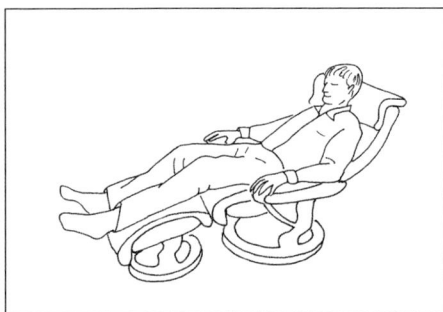

Die Liegehaltung

Die Liegehaltung wird häufig am angenehmsten empfunden, weil sie eine Entspannung am besten ermöglicht. Kein Wunder, fast alle Menschen schlafen ja auch am liebsten im Liegen. Beim Autogenen Training legen Sie sich flach auf den Rücken.

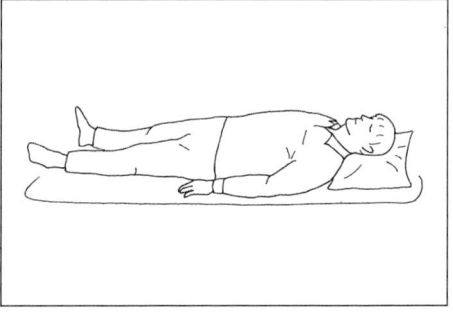

Eine Knierolle und/oder ein Kopfkissen können hilfreich sein. Die Arme liegen locker und gerade oder leicht angewinkelt neben dem Körper, die Handflächen zeigen nach unten. Die Beine sind ein wenig gespreizt und gestreckt oder unterstützt durch eine Knierolle leicht gebeugt. Ein Zeichen für entspanntes Liegen ist, wenn die Fußspitzen nach außen zeigen.

Es liegt in der Natur der Sache, dass die Liegehaltung häufig beim Trainieren vor dem gewünschten abendlichen Einschlafen angewendet wird. Nun gibt es nicht wenige Menschen, die auf dem Rücken liegend gar nicht gut einschlafen können, die sogenannten »Seitenschläfer«. Für diese Menschen wurde die »Walrosstechnik« beschrieben.

Stellen Sie sich vor, Sie liegen müde und träge wie ein behäbiges Walross auf dem Rücken und drehen sich dann ohne größere Bewegung oder Anstrengung einfach zur Seite. Die angenehme Entspannung bleibt erhalten und Sie schlafen in Ihrer Lieblingsseitenlage ein.

Geeignete Orte zum Üben

Eine wichtige Vorbedingung zum Üben ist eine ruhige Umgebung. Auch wenn Sie später das Autogene Training in jeder Lebenssituation anwenden möchten, ist es gut, in einer reizarmen Atmosphäre zu üben.

Tun Sie sich etwas Gutes und schaffen Sie optimale Bedingungen. Stellen Sie Ihr Handy stumm, die Klingel leise, das Telefon oder das Radio aus. Überlegen Sie, in welchem Raum Sie zu welcher Zeit ungestört sein können. Informieren Sie mögliche »Störenfriede« über Ihr Vorhaben. Sprechen Sie mit Ihrer Familie, Ihrem Partner, Ihrer Partnerin, mit Freunden und Kollegen, soweit dies sinnvoll und möglich ist, und bitten Sie um Rücksichtnahme während der kurzen Übungszeiten.

Geräusche wie das Rauschen des Straßenverkehrs lenken meist nicht vom Üben ab. Schließen Sie gegebenenfalls das Fenster. Wenn es Ihnen trotz geschlossener Augen zu hell ist, dunkeln Sie den Raum etwas ab. Ist es zu kühl, nehmen Sie sich eine Jacke oder Decke. Bequeme Kleidung ist ebenfalls eine gute Übungsvoraussetzung. Lockern Sie Knöpfe oder den Gürtel, wenn Sie sich eingeengt fühlen. Schuhe mit hohen Absätzen sollten Sie beim Üben im Sitzen auf jeden Fall ausziehen.

Ein Wort zu möglichen Hilfsmitteln

Gerade Menschen, die Schwierigkeiten haben, abzuschalten und zur Ruhe zu kommen, fragen häufig nach Hilfsmitteln. Sie meinen damit CDs mit Entspannungsmusik und/oder gesprochenen Übungsanleitungen.

Natürlich kann es schön und entspannend sein, eine CD mit wohltuender Musik zu hören, sich dabei hinzulegen und abzuschalten. Es spricht absolut nichts dagegen, das zu tun. Ich möchte Sie aber davor warnen, es im Zusammenhang mit Ihrem

Autogenen Training zu tun. Gerade in der sensiblen Lernphase kommt es schnell zu den sogenannten Konditionierungen. Sie gewöhnen sich an das Autogene Training mit Musik und irgendwann werden Sie ohne Musik nicht so gut trainieren können. Dann haben Sie aber keine alltagstaugliche Methode mehr zur Hand, denn Sie wollen das Autogene Training ja in Situationen anwenden, in denen vielleicht nicht gerade eine nette Entspannungsmusik im Hintergrund läuft, sondern möglicherweise Ihr Chef im Nebenzimmer tobt!

Ähnlich verhält es sich mit CDs mit gesprochenen Übungsanleitungen, wobei die Sache hier nicht ganz so einfach ist, denn irgendeine Anleitung benötigen Sie ja schon. Und das ist auch der Grund, warum diesem Buch eine Übungs-CD beiliegt. Sowohl Buch als auch CD sind letztendlich Hilfsmittel. Hilfsmittel, um sich zu motivieren, um die Methode und ihre Formeln kennenzulernen und bei Fragen nachlesen zu können.

Ein Buch oder eine CD können ebenso wie ein Kurs zu Autogenem Training Voraussetzung sein, die Methode erlernen zu können. Zu Beginn eines Kurses sprechen viele Kursleiter aus didaktischen Gründen den Teilnehmern während der Übungen die Formeln vor, damit bei diesen überhaupt eine Vorstellung entsteht, wie sie sich anhören könnten. Anschließend wird aber sehr schnell dazu übergegangen, im Stillen zu üben. Es gibt auch Kursleiter, die von Anfang an im Stillen üben lassen. Auch dafür gibt es gute Argumente. Letztendlich gilt: Je eher Sie ohne Hilfsmittel üben, umso besser!

Wann, wie lange und wie oft?

Ohne regelmäßiges Üben werden Sie das Autogene Training nicht erlernen können. Am besten beschäftigen Sie sich täglich damit. Kurz gesagt: Der Übende sollte beim

Autogenen Training nichts erzwingen wollen. Das Einzige, wozu er sich zwingen sollte, ist das regelmäßige Üben!

Häufigkeit der Übungen

Es hat sich bewährt, zwei- bis dreimal täglich zu üben. Der Organismus braucht mehr als eine Gelegenheit am Tag, die doch eher ungewohnten Übungen zu wiederholen und sie im Lauf der Zeit zu verinnerlichen. Mehr als dreimal täglich zu üben, würde zwar nichts schaden, aber auch nichts nützen. Es wäre eher ein Hinweis auf zu viel Ehrgeiz. Autogenes Training unter einem solchen Leistungsaspekt zu betrachten, wäre aber ein Widerspruch in sich.

Wenn Sie die letzte Übungseinheit des Tages vor dem Einschlafen in der Liegehaltung durchführen, wäre es gut, noch zwei weitere Übungen im Sitzen einzuplanen. Sollten Sie ausnahmsweise nur zwei Übungen täglich machen können, wäre es ebenfalls gut, diese im Sitzen durchzuführen.

Es ist sinnvoll, die drei Übungstermine über den Tag zu verteilen. Demnach wäre es am besten, jeweils morgens, mittags und abends (oder vormittags, nachmittags und abends) zu üben. Natürlich lässt sich das flexibel und an Ihren Alltag angepasst gestalten. Die wenigsten Menschen haben einen Tagesablauf, der jeden Tag gleich ist. Wichtig ist, dass Sie versuchen, die Übungstermine fest einzuplanen.

Zum Üben sollten Sie ausgeruht sein. Für das Autogene Training gilt das ebenso wie für jeden anderen Lernvorgang. Auch wenn Sie das Autogene Training vielleicht gerade erlernen, um öfter ausgeruht und frisch zu sein und es in Zukunft anwenden wollen, wenn Sie sich müde fühlen, so gilt das nicht für die Zeit des Erlernens.

Bewährte Übungssituationen sind beispielsweise:

✔ Morgens nach der Morgentoilette (Sitzhaltung)

✔ Büropause (Sitzhaltung)

✔ Pause im Auto (Sitzhaltung)

✔ Nach dem Mittagessen (Sitz- oder Liegehaltung)

✔ Nach der Rückkehr von der Arbeit (Sitzhaltung)

✔ Nach dem Abendessen (Sitz- oder Liegehaltung)

✔ Vor dem Einschlafen (Liegehaltung)

Die Erfahrung zeigt, dass an fest eingeplante Termine häufiger gedacht wird als an Termine, die mit einer gewissen Beliebigkeit gehandhabt werden. Bei dem Satz »Wenn ich nachher noch Zeit habe, kann ich ja vielleicht mal üben …« ist das Nicht-Üben letztendlich mehr oder weniger vorprogrammiert. Ritualisieren Sie das Üben. Wenn Ihr Üben einen festen Platz im Tagesablauf hat, kommt es zu einer Rhythmisierung der Übungszeiten. Das Üben soll zu einer guten Gewohnheit werden und – wie alle guten Gewohnheiten – im Lauf der Zeit zu einem Bedürfnis.

 Wer mag, kann sich ein kleines Übungsheft anlegen. Darin können Sie nicht nur die Trainingszeiten festhalten, sondern auch Bemerkungen zu deren Durchführbarkeit. Oft zeigt sich erst nach einiger Zeit, welche Übungssituationen für ein regelmäßiges Üben gut geeignet sind und welche weniger gut. Überprüfen Sie, wie Ihr Trainingsvorhaben am besten in Ihren Alltag passt.

Dauer der Übungen

Planen Sie anfangs für jede Trainingseinheit ungefähr drei Minuten ein. Es dürfen natürlich auch ein paar Minuten mehr sein, denn bekanntermaßen hat jeder Mensch sein eigenes Tempo. Wichtig ist dabei zu wissen, dass nicht nur der Inhalt der Übungen wiederholt werden soll, um zu einer tieferen Entspannungsfähigkeit zu gelangen. Genauso wichtig ist die Geschwindigkeit, mit der die Übungsinhalte abrufbar sind, auch sie soll immer wieder trainiert werden. Das heißt, der Körper soll sich auch an die Geschwindigkeit der Umschaltung von Aktivität auf Entspannung gewöhnen. Je schneller das funktioniert, umso besser. Gut autogen trainierte Menschen haben die Umschaltung innerhalb weniger Atemzüge parat. Daher ist nicht nur die Entspannung an sich, sondern auch der möglichst schnelle Entspannungsreflex Trainingsziel. Nur so haben Sie eine Entspannungsmethode zur Hand, die Sie auch in plötzlichen Drucksituationen zuverlässig und schnell anwenden können. Deshalb sind die Übungszeiten im Autogenen Training absichtlich kurz gehalten.

Die Übungszeit wird sich durch die schrittweise Erweiterung auf die insgesamt sechs Übungen zwar ein wenig verlängern, aber Sie werden für die Anfangsübungen wie Schwere und Wärme immer weniger Zeit brauchen. Daher wird sich die Übungszeit insgesamt vielleicht auf fünf Minuten pro Trainingseinheit verlängern.

Natürlich können Sie sich auch einmal mehr Zeit nehmen und diesen angenehmen Zustand der Ruhe genießen und sozusagen »in den Übungen spazieren gehen«. Es gilt der Grundsatz: Üben Sie, solange es angenehm ist. Beim systematischen täglichen Lernen sollten Sie aber die genannte Zeitspanne nicht überschreiten. Üben Sie also

✔ regelmäßig und systematisch,

✔ zwei-, lieber dreimal pro Tag,

✔ möglichst ausgeruht,

✔ in ruhiger Umgebung,

✔ in wechselnder Haltung (sowohl im Liegen als auch im Sitzen),

✔ jeweils drei Minuten,

✔ ohne weitere Hilfsmittel.

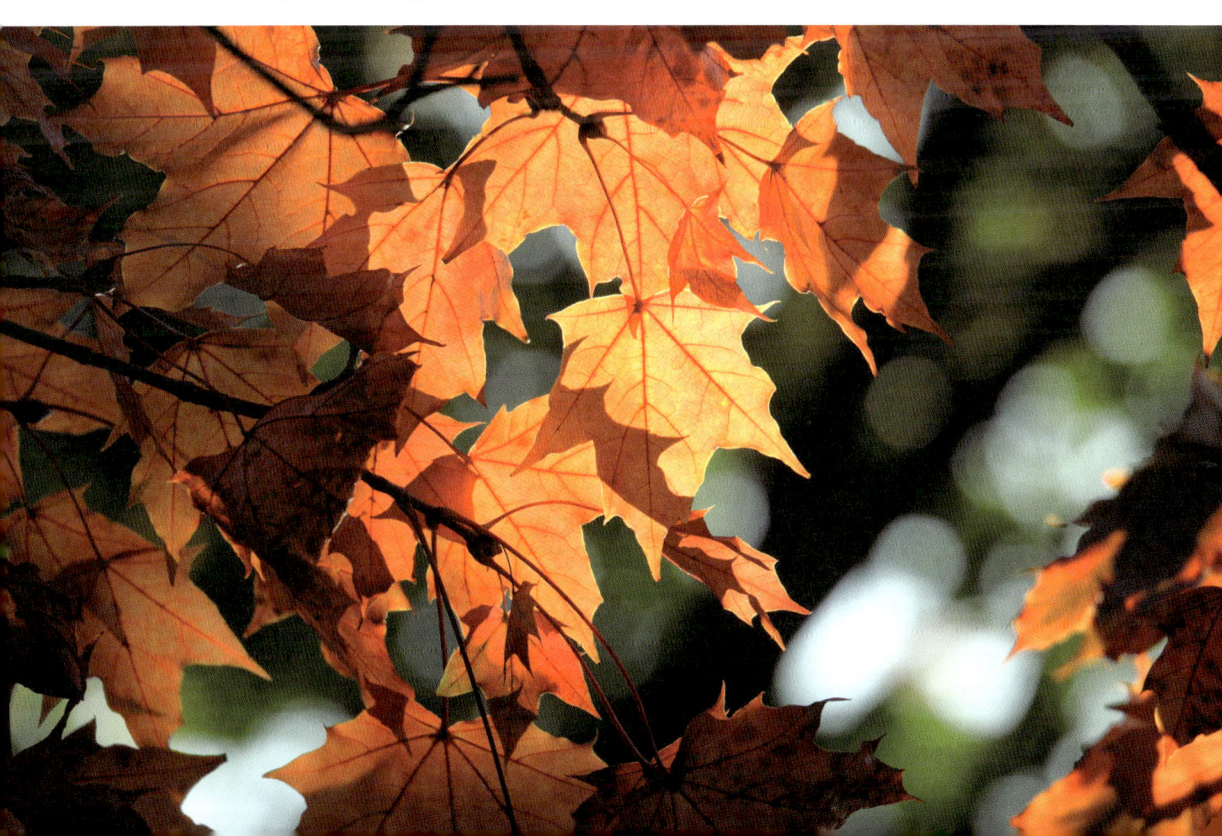

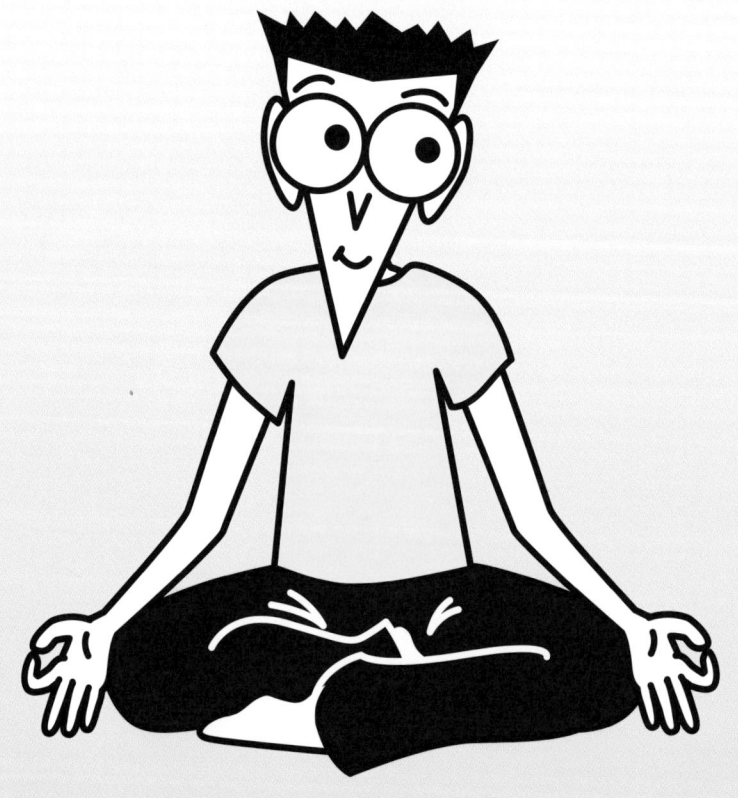

Über Anfang und Ende des Trainings

In diesem Kapitel

✔ Die persönliche Bedeutung von Ruhe und Gelassenheit

✔ Ruhe kommt ganz von selbst: die Ruheformeln des Autogenen Trainings

✔ Umgang mit Störungen von innen oder von außen

✔ Die Rücknahme – so wichtig wie das Bremspedal

✔ Die Entspannungstiefe selbst bestimmen

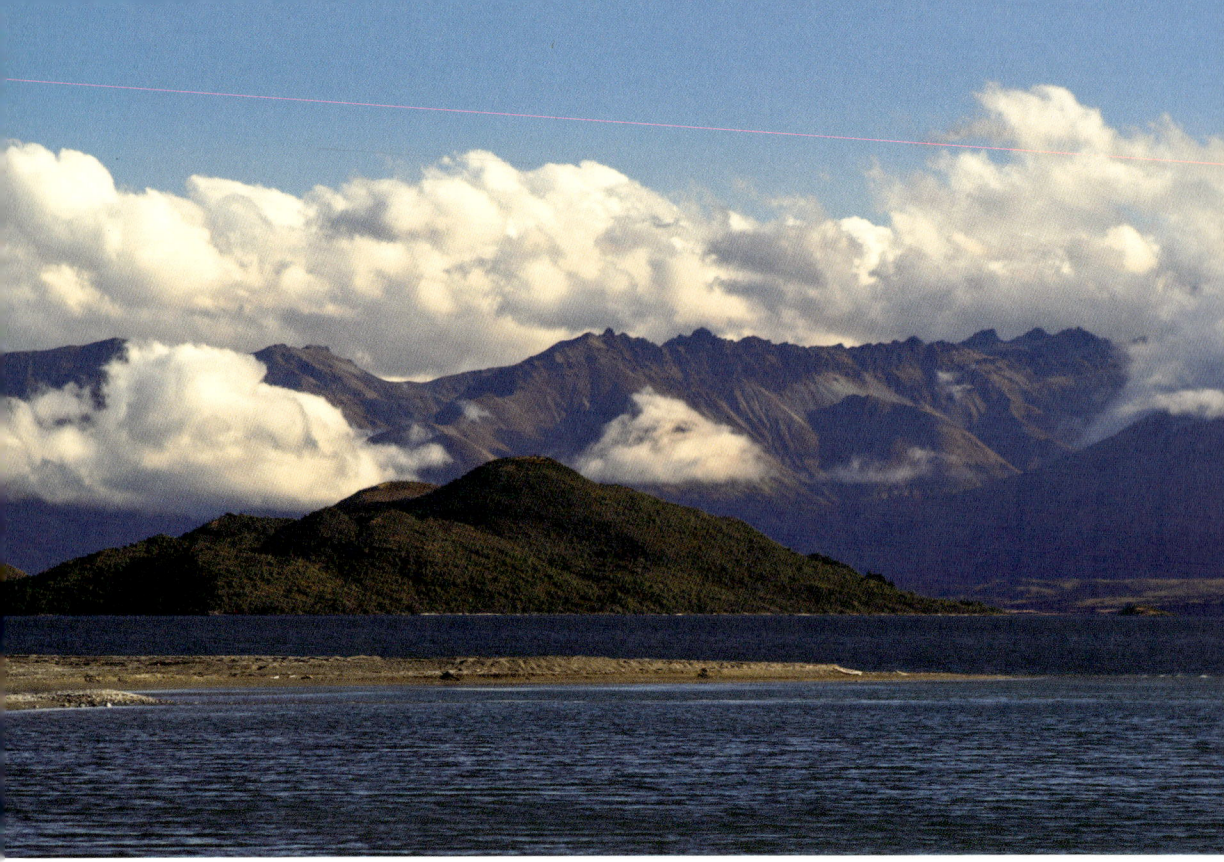

»Ruhe kommt ganz von selbst« heißt eine der Ruheformeln. Wie Sie es schaffen können, dass diese Ruhe und Gelassenheit tatsächlich eintritt, ist der eine Aspekt, den ich Ihnen in diesem Kapitel zeigen möchte. Nicht weniger wichtig ist jedoch auch zu wissen, wie Sie aus dieser Ruhe langsam wieder in den Alltag zurückfinden, wenn Sie Ihr Training beenden wollen. Bevor Sie anfangen zu üben, sollten Sie in die Wirkung des »AT-Bremspedals« eingeweiht werden, die *Rücknahme* oder das *Zurücknehmen*.

Das Ziel: Ich bin ganz ruhig

Ruhig, gelassen und entspannt zu werden, ist eines der wichtigsten Anliegen des Autogenen Trainings. Deshalb wurde dieses Anliegen in die Worte gefasst: »Ich bin ganz ruhig.« Sie könnten jetzt protestieren: »Stimmt ja gar nicht! Ich bin gerade total wütend, aufgeregt, sauer, ärgerlich und überhaupt! Von wegen ruhig!!!«

Ich stimme Ihnen zu. Sollten Sie gerade wütend, aufgeregt, sauer oder ärgerlich sein, sind Sie bestimmt nicht gleichzeitig ruhig. Und Sie müssen entscheiden, ob Sie Ihrem wahrscheinlich berechtigten Ärger vor dem Training erst mal Luft machen möchten und wenn ja, wie Sie das gegebenenfalls tun wollen.

Aber auch ohne solch einen akuten Erregungszustand trifft der Satz »Ich bin ganz ruhig« häufig nicht zu. Das muss er auch nicht, denn er ist erst das Ziel der Übung! Die *Ruheformel* »Ich bin ganz ruhig« steht absichtlich in der Gegenwart. Sie steht am Beginn eines Trainings und gibt das Signal für die Entspannung. Außerdem verbindet sie die einzelnen Übungen miteinander.

Das Autogene Training soll selbstverständlich nicht dazu dienen, berechtigte Gefühle zu verdrängen. Der Satz »Ich bin ganz ruhig«. passt vielleicht nicht, wenn Sie gerade zu Recht ärgerlich auf jemanden sind und die Ursache dieses Ärgers geklärt werden muss.

Wenn Sie also gerade gar nicht ruhig sein wollen, wird es sehr schwierig sein, sich etwas anderes zu suggerieren. Wenn sich aber ein kleiner Teil in Ihnen trotz des Ärgers (oder gerade deshalb) nach der Ruhe sehnt, dann passt die Formel und sie kann erfolgreich angewendet werden.

Die Vorstellung von Ruhe

Zur Einstimmung auf das Ruhegefühl hat es sich bewährt, bestimmte Vorstellungen von Ruhe oder Erinnerungen an Situationen zu nutzen, die Ruhe auslösen. Können Sie spontan sagen, was für eine Vorstellung oder was für ein Bild Sie mit dem Begriff Ruhe verbinden oder woran Sie das Wort Ruhe erinnert?

Es gibt viele Möglichkeiten, mit dem Begriff Ruhe umzugehen. Manche Menschen haben nicht nur konkrete Vorstellungen davon, was Ruhe für sie bedeutet, sie können sich auch ein konkretes Ruhebild dazu machen. Sie erinnern sich entweder an einen realen Ort der Ruhe, sei es die Couch im Wohnzimmer oder der eigene Garten, oder sie fantasieren sich einen solchen Ort der Ruhe.

Sie können sich durch die Vorstellung von Ruhe, durch ein bestimmtes Ruhebild oder die Erinnerung an ruhige Situationen auf das Autogene Training einstimmen und somit schon etwas zur Ruhe kommen. Diese Einstimmung wird *Ruhetönung* oder *Ruhe-erlebnis* genannt.

Wer eine solche Vorstellung von Ruhe hat oder sich ein Ruhebild machen kann und es als angenehm empfindet, hat es natürlich leichter als jemand, der dem Begriff eher ratlos gegenübersteht.

Halten Sie einen Moment inne und überlegen Sie, was Ruhe für Sie bedeutet, was Sie für ein Verhältnis zur Ruhe haben. Verbindet sich der Begriff Ruhe für Sie mit einem Ruhebild? An welche ruhevollen Situationen erinnern Sie sich? Löst das

Wort Ruhe in Ihnen eher angenehme oder unangenehme Gefühle aus? Wenn Letzteres der Fall ist, haben Sie eine Vermutung, warum das so ist?

Natürlich ist es nicht sinnvoll, sich zur Ruhe zwingen zu wollen. Das Gegenteil, Angespanntheit und Unruhe, könnten das Ergebnis sein. Wer auf die Einstimmung zur Ruhe ablehnend reagiert, erreicht vielleicht auf Umwegen besser sein Ziel.

Die Ruheformeln des Autogenen Trainings

Ruhe und Entspannung sind das Ziel des Autogenen Trainings, deshalb taucht die Ruheformel nicht nur zwischendurch immer wieder auf, sondern mit ihr wird im Regelfall das Training auch begonnen und beendet.

Die Grundstufe des Autogenen Trainings besteht aus den sechs aufeinander aufbauenden Übungen von Schwere, Wärme, Atem, Herz, Bauch und Kopf. Die Ruheformel verknüpft die einzelnen Übungen miteinander, wie Puffer die Wagen eines Eisenbahnzuges miteinander verbinden.

An den Anfang des Trainings gestellt, hat die Ruheformel eine Signalwirkung. Sie fungiert wie ein Motto oder eine Überschrift, die über dem gesamten Training steht. Sie gibt dem Körper und der Seele das Signal für den Beginn der Entspannung. Wer große Schwierigkeiten mit der Formulierung »Ich bin ganz ruhig« hat, vielleicht weil sie so gar nicht zu seinem gegenwärtigen Gemütszustand passt, kann auch auf die gern benutzte Formel »Ruhe kommt ganz von selbst« zurückgreifen.

Wer mag, kann sich diese Formel in einem bestimmten Rhythmus denken. Hier bietet sich ein Walzertakt an: Ruuuu-he kommt gaaaanz von selbst. Eins-zwei-drei, eins-zwei-drei. Mit dieser Formel ist es möglich, sich so richtig in die Ruhe hineinzuwiegen.

Auch die Formel »Ich bin ganz ruhig« lässt sich gut an den Atemrhythmus anpassen: Ich bin (dabei einatmen) gaaaanz ruhig (dabei ausatmen). Beim Ausatmen können Sie darauf achten, wie Sie sich mit jedem Atemzug mehr und mehr entspannen, mehr locker lassen, schwerer und wärmer werden, wie die Anspannung mit jedem Ausatmen aus Ihnen fließt.

Für Menschen, die es gern poetisch haben, bietet sich auch an: »Ruhe umgibt mich wie ein weiter Mantel«. Für Minimalisten hat sich hingegen bewährt: »Ruhe«. Das wird dann gegebenenfalls mehrfach wiederholt und kann mit dem Ausatmen kombiniert werden.

4 × G – Geräusche und Gedanken ganz gleichgültig

So, und nun sitzen oder liegen Sie (vielleicht zum ersten Mal) in der von Ihnen ausgewählten Haltung, schließen die Augen und wollen Ihre Aufmerksamkeit nach innen richten und mit der Ruheformel beginnen. Doch plötzlich taucht einfach so ein Gedanke auf.

Sie schieben den Gedanken weg und konzentrieren sich wieder auf Ihre Formel – schwups, da kommt der nächste Gedanke. Kaum haben Sie diesen Gedanken wieder verabschiedet, hören Sie einen Rettungswagen mit Martinshorn vorbeifahren und stellen fest, dass Sie die Verkehrsgeräusche doch sehr störend empfinden. Vielleicht fragen Sie sich, wie Sie das mit dem Autogenen Training bei so vielen Störungen von innen oder außen überhaupt bewerkstelligen sollen.

Zunächst kann ich Sie beruhigen. Diese Frage hat schon viele Anfänger vor Ihnen beschäftigt und jeder, nicht nur der Anfänger, kennt dieses Problem. Sie stehen auf gar keinen Fall allein damit in der Welt.

Zur Einstimmung biete ich Ihnen zunächst eine Aufmerksamkeitsübung in Bezug auf Geräusche, Gedanken und Gefühle an.

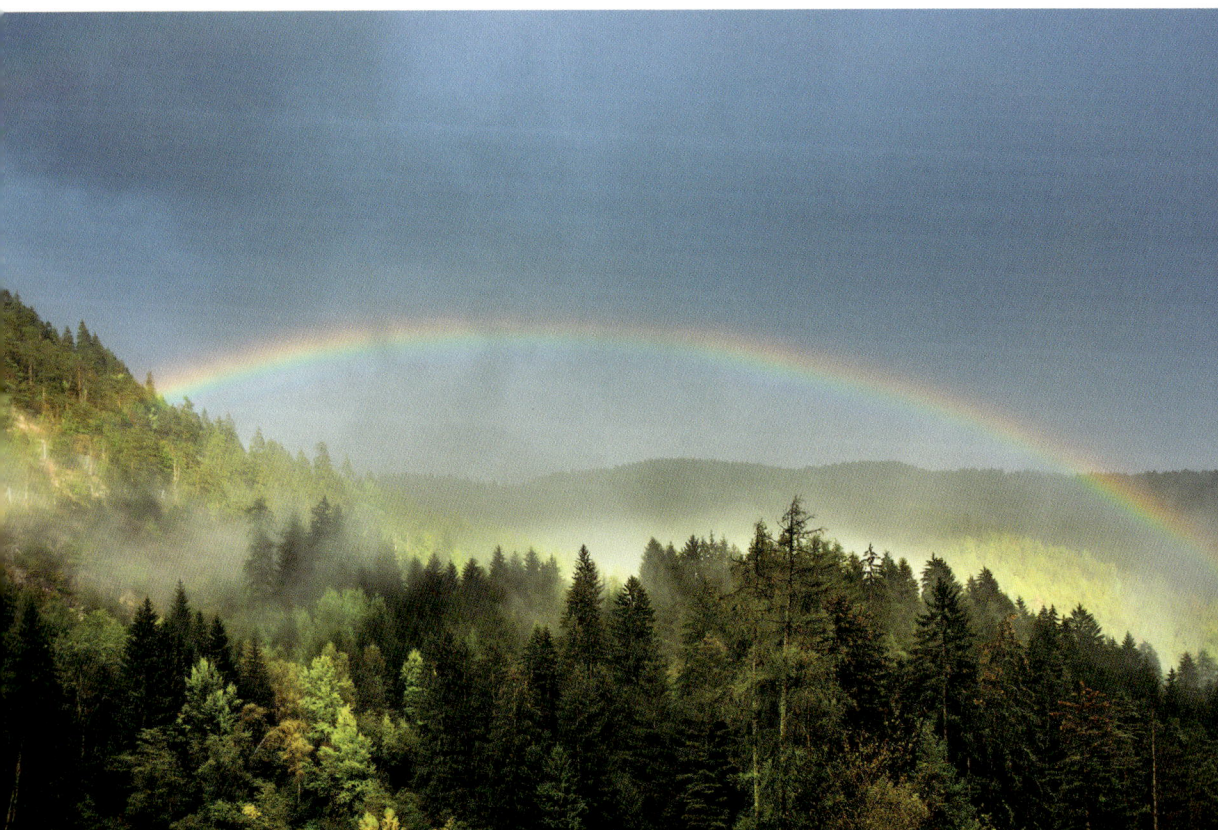

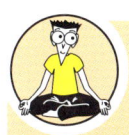

Aufmerksamkeitsübung

1. Setzen Sie sich bequem hin und schließen Sie die Augen. Lassen Sie die letzten Stunden Revue passieren.

Was haben Sie erlebt? Welche Bilder und Gedanken tauchen auf? Erinnern Sie sich an etwas Schönes, etwas Angenehmes, etwas Erfreuliches, was Sie erlebt haben. Lassen Sie sich einen Moment Zeit, während Sie die Erinnerung an die schöne Begebenheit wirken lassen. Was haben Sie für Empfindungen? Wo spüren Sie etwas? Was spüren Sie?

2. Nun erinnern Sie sich an eine unerfreuliche Begebenheit, die möglichst auch noch nicht so lange zurückliegt. Lassen Sie die Erinnerung an dieses unangenehme Erlebnis einen Moment wirken.

Was für Bilder, Empfindungen und Gedanken tauchen auf? Wo spüren Sie das Unangenehme im Körper? Welcher Teil Ihres Körpers reagiert darauf?

3. Richten Sie nun Ihre Aufmerksamkeit nach außen. Achten Sie auf die Geräusche, die Sie hören.

Was sind das für Geräusche? Ist das, was Sie hören, laut oder leise, gleichmäßig, rhythmisch oder regelmäßig, an- und abschwellend oder monoton? Wie empfinden Sie die Geräusche? Sind sie angenehm oder störend? Welche von den Geräuschen, die Sie hören, sind angenehm, welche störend?

4. Gehen Sie mit Ihrer Wahrnehmung nun wieder zurück zu Ihren Gedanken und Empfindungen an das angenehme und dann an das unangenehme Erlebnis. Achten Sie jetzt noch einmal auf die Geräusche.

Wie hat sich die Wahrnehmung der Geräusche verändert, während Sie Ihre Aufmerksamkeit auf die heutigen Erlebnisse richteten?

5. Wenden Sie sich jetzt Ihrer Atmung zu. Nehmen Sie jeden Atemzug, jedes Einatmen, jedes Ausatmen einmal ganz bewusst wahr.

Spüren Sie den Fluss Ihrer Atemluft, das leichte Heben und Senken des Brustkorbs, die Bewegung des Zwerchfells. Wie ist das mit den Geräuschen, während Sie auf Ihre Atmung achten?

6. Nun beenden Sie diese Übung. Sie recken, strecken und dehnen sich, nehmen einige kräftige Atemzüge und sind nach dem Öffnen der Augen wieder wach und frisch.

Wenn Ihnen bei der Erinnerung an das angenehme und das unangenehme Erlebnis Körperreaktionen aufgefallen sind, haben Sie schon eine kleine Vorstellung davon, wie Gefühle den Körper beeinflussen können. Vielleicht ist Ihnen während der Übung auch aufgefallen, dass es gar nicht so einfach ist, mit der Aufmerksamkeit bei einem Thema zu bleiben oder dann auf ein anderes umzuschalten?

Die Konzentration auf die Atmung kann dabei unterstützen, sich von Geräuschen oder Gedanken nicht ablenken zu lassen. Probieren Sie es aus, indem Sie Ihre Aufmerksamkeit in solchen Momenten auf die Atmung richten.

Wie Sie mit Störungen von außen umgehen können

Störungen von außen sind meist Geräusche. Es ist vollkommen normal, dass Geräusche intensiver wahrgenommen werden, wenn die Augen geschlossen sind. Es gehört zum biologischen Programm, dass eine Sinnesqualität intensiver wahrgenommen wird, wenn eine andere Sinneswahrnehmung ausgeschaltet ist, wie das Sehvermögen durch das Schließen der Augen.

Der Umgang mit solchen Störungen ist natürlich auch eine Sache der Übung und somit im Laufe der Zeit erlernbar. Und weil es ein so bekanntes Problem ist, gibt es zur Lösung netterweise auch Unterstützung durch eine Formel.

Es geht nun darum, sich von diesen Geräuschen zu distanzieren und sie so auf Abstand zu halten, dass sie entweder schlicht und einfach nicht mehr gehört werden oder keinerlei Bedeutung mehr haben. Das gelingt am besten durch die Zuhilfenahme einer sogenannten *Indifferenzformel*. Es gibt viele Indifferenzformeln und sie bestehen immer aus dem Wortlaut: »… ganz gleichgültig«. In diesem Fall sollen die Geräusche gleichgültig werden, daher lautet die Formel: »Geräusche ganz gleichgültig«.

Die Formel »Geräusche ganz gleichgültig« bezeichnet man wegen der Anfangsbuchstaben auch als »3 × G-Formel«. Sie hat sich bewährt, um sich von einer geräuschvollen Außenwelt zu distanzieren. Diese Distanzie-

rung sollte gleichzeitig auch eine gefühlsmäßige sein beziehungsweise durch die Benutzung der Formel eine gefühlsmäßige werden.

Es geht also wie bei der Ruhetönung darum, sich in einen bestimmten Gefühlszustand zu versetzen, in diesem Falle in einen Zustand der Gelassenheit und Gleichgültigkeit gegenüber Geräuschen. Je mehr Sie sich über diese Geräusche ärgern, aufregen oder sich ihnen gegenüber ausgeliefert fühlen, umso weniger werden Sie mit der Formel allein eine Veränderung herbeirufen können. Es geht also zusätzlich zur Formel immer auch um ein Gefühl. Hier geht es um das Gefühl des Loslassens, der Gleichgültigkeit, der Gelassenheit, des inneren Abstands, der Abschirmung. Die Hinwendung der Aufmerksamkeit auf die Atmung kann dabei unterstützen.

Die Worte der Formel sind mit Bedacht gewählt. Wenn Sie selbst Formeln formulieren, achten Sie darauf, keine Reizwörter zu verwenden, wie beispielsweise Krach oder Ärger (»Der Krach ärgert mich nicht«). Und auch das Wort nicht sollte typischerweise einfach weggefallen.

Bei anhaltenden Trainingsschwierigkeiten – egal welcher Art – muss immer überprüft werden, ob tatsächlich die richtige Formulierung einer Formel benutzt wird. Eine mit falschem Wortlaut benutzte Formel kann manchmal das ganze Geheimnis eines ausbleibenden Erfolgs sein.

 Prüfen Sie in der ersten Lernphase ab und zu, ob Sie die richtigen Formulierungen der Formeln verwenden, denn diese Formulierungen wurden mit Bedacht gewählt und haben sich bewährt. Vor allem bei Schwierigkeiten oder Problemen während des Trainings bietet sich dieses Vorgehen an.

»Geräusche ganz gleichgültig«, diese Formel beschreibt ebenso wie die Ruheformel ein Ziel. Womöglich sind Ihnen die Geräusche zunächst noch gar nicht gleichgültig, wenn Sie anfangen, diese Formel zu benutzen. Sie werden es erst im Lauf der Zeit und mit zunehmender Übung immer schneller. Um erst mal abzuschalten, können Sie die Formel zu Beginn einer Trainingseinheit benutzen. Sie können sie aber auch zwischendurch im Bedarfsfall jederzeit einstreuen.

Wie Sie mit Störungen von innen umgehen können

Mit Störungen von innen kann natürlich alles Mögliche gemeint sein, in diesem Fall geht es um spontan auftauchende Gedanken. Auch das ist ein häufiges und im Prinzip auch erst einmal nicht zu umgehendes Phänomen.

In dem Moment, in dem man zur Ruhe kommt, fallen einem eben spontan verschiedene Dinge ein, das ist zutiefst menschlich. Während es in der fortgeschrittenen

Phase des Autogenen Trainings sogar darum gehen kann, diese spontanen Gedanken oder Bilder zu nutzen, sind sie für den Anfänger eher störend. Störend, weil sie von den eigentlichen Übungsinhalten ablenken und dadurch das Erlernen der Umschaltung verzögern. Aber Sie werden es schon fast vermutet haben, auch hierfür gibt es eine Indifferenzformel: »Gedanken ganz gleichgültig«.

Auch das ist eine 3 × G-Formel. Wenn sowohl Gedanken als auch Geräusche hinderlich sind, liegt es nahe, beide Formeln zu einer 4 × G-Formel zu verknüpfen: »Geräusche und Gedanken ganz gleichgültig«.

Zur Beseitigung störender Gedanken hat sich wiederum bewährt, die Formel mit einer bestimmten Vorstellung zu verbinden. Was könnte das für ein Bild, für eine Vorstellung sein? Viele Menschen mögen es, sich einen klaren, blauen Sommerhimmel vorzustellen, über den hin und wieder kleine weiße Schönwetterwölkchen ziehen, die aber nichts am Gesamteindruck eines schönen sonnigen Tages ändern kön-

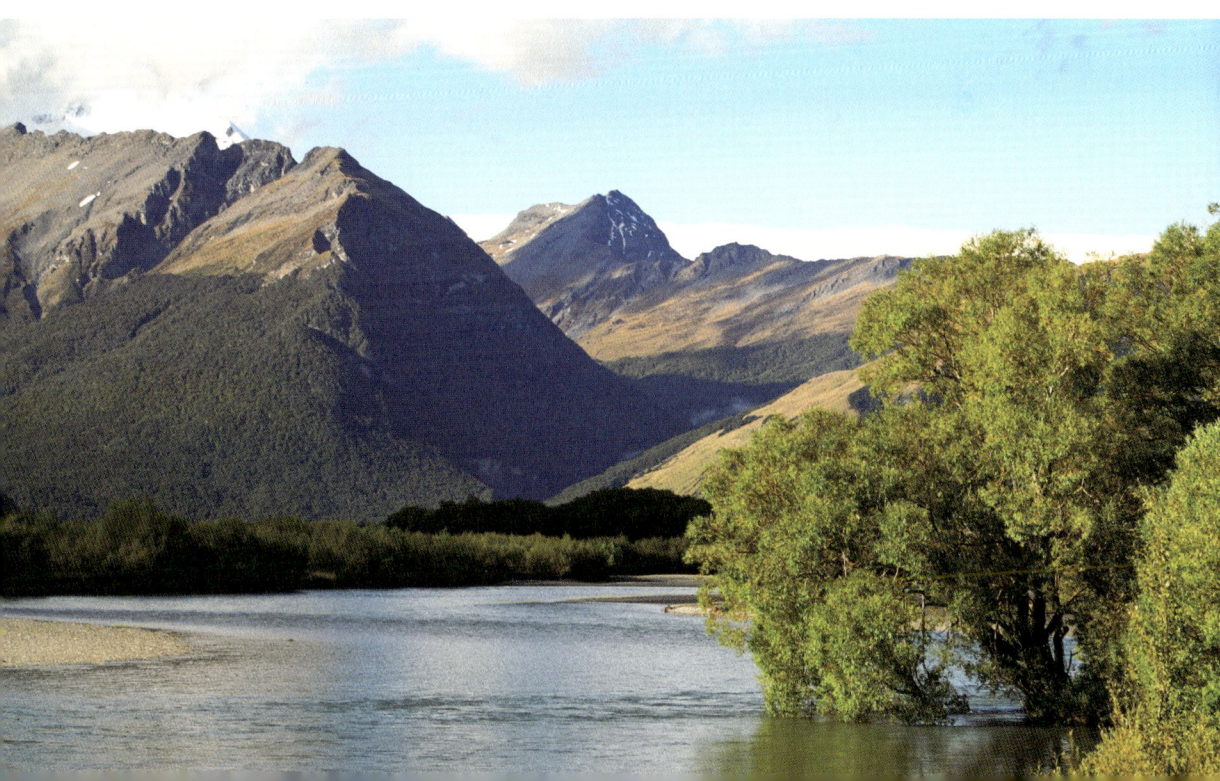

nen. Dazu passend hat sich die Formel bewährt: »Gedanken kommen und gehen wie Wolken am Himmel«.

Hier geht es um das Loslassen. Ärgern Sie sich nicht, wenn ein Gedanke kommt.

Nehmen Sie ihn freundlich entgegen und schicken Sie ihn alsbald wieder los auf die Reise. Auch hier hat sich die Kombination mit der Atmung bewährt. Lassen Sie den störenden Gedanken beim Ausatmen einfach mit ausströmen.

Das Ende zuerst – eine Einführung in die Rücknahme

Durch das Autogene Training gelangen Sie in einen tiefen Entspannungszustand. Je länger und besser Sie trainiert sind, umso tiefer kann dieser Zustand sein. Die Spannung der Muskulatur lässt nach, der Blutdruck sinkt, Herz und Atmung sind ruhig und regelmäßig und Ihre Konzentration ist vollkommen nach innen gerichtet, Sie sind versunken in Ihrer Entspannung und ganz ruhig.

Wenn Sie Ihre Trainingseinheit beenden wollen, muss es daher ein deutliches Signal an den Körper geben, wieder in den »normalen Arbeitsmodus« umzuschalten. Gleichzeitig sollte der gerade erreichte Erholungseffekt weiter bestehen bleiben. Sie sollen sich einerseits frisch und erholt fühlen, andererseits sollen Sie sich nur so weit aktivieren, dass nicht gleich wieder Stress und Anspannung ausgelöst werden. Diese aktivierende Rücknahme wird von einer Formel begleitet und erfolgt in drei Schritten.

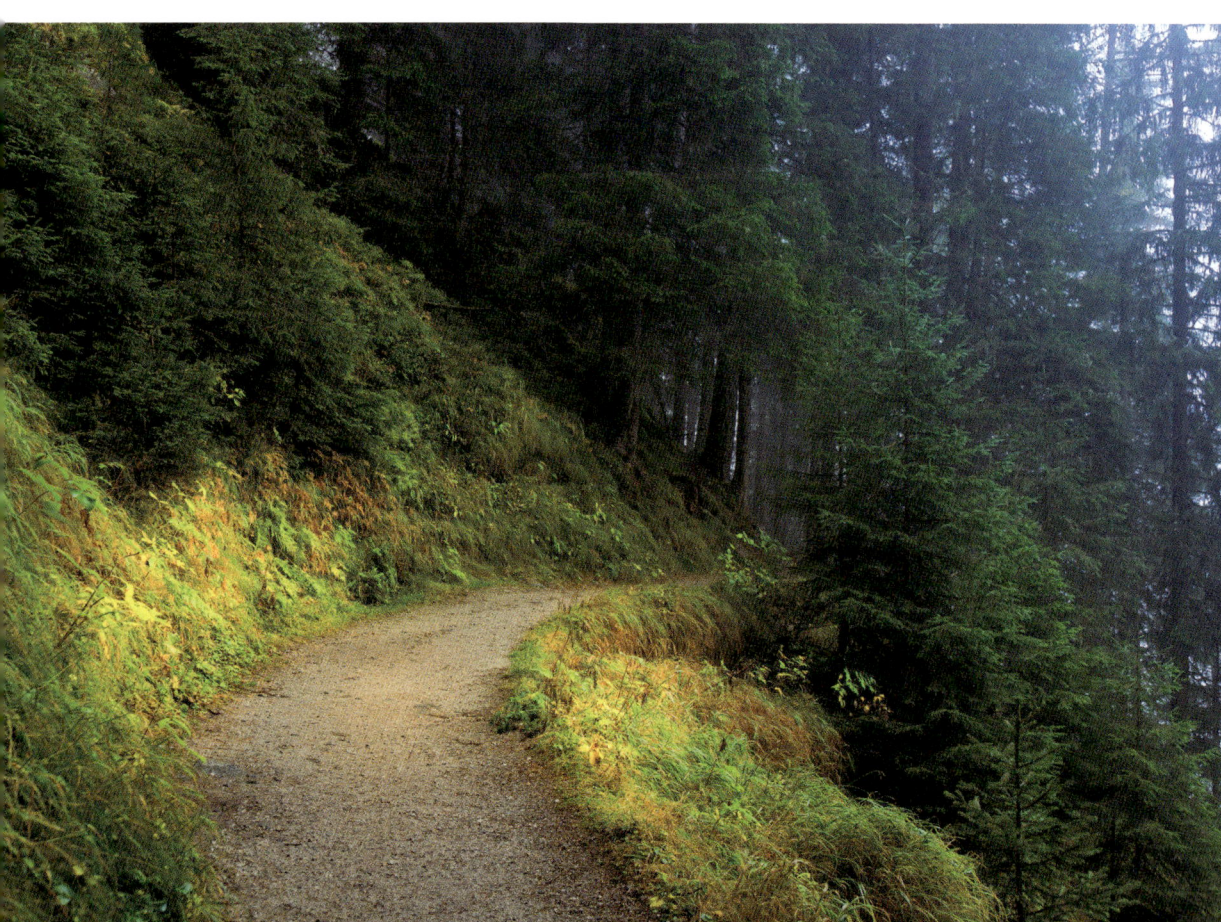

Das kurze Formelkommando für die Rücknahme lautet:

✔ Arme fest!

✔ Tief atmen!

✔ Augen auf!

Etwas Ähnliches, wie in dieser Formel beschrieben, tun viele Menschen beim Aufwachen. Sie räkeln sich, was nichts anderes bedeutet, als die Arme langsam und kräftig von sich zu strecken und einige Male zu strecken und zu beugen. Viele gähnen gern dabei, was tiefes Einatmen voraussetzt. Und letztendlich bleibt ihnen gar nichts weiter übrig, als die Augen zu öffnen, bevor sie das Bett verlassen.

Nehmen Sie sich also ein wenig Zeit, jeden Teil der dreiteiligen Rücknahmeformel zu überdenken. Lernen Sie die Formel ruhig auswendig, so schwer ist sie ja nicht und sie ist wichtig! Sie können sie auch auf eine Karteikarte schreiben und an Ihren Spiegel oder Kühlschrank hängen oder an eine andere Stelle, auf die Sie öfter am Tag schauen.

Das »Wecksignal« an den Körper geben Sie sich selbst mit der Rücknahmeformel. Diese Formel ist kurz und prägnant und bewährt. Sie sollte genau so wie empfohlen und genau in dieser Reihenfolge angewendet werden. So haben Sie die beste Gewissheit, dass diese Formel Ihnen im Laufe der Zeit in Fleisch und Blut übergeht.

Arme fest

Strecken und beugen Sie Ihre Arme einige Male kräftig und energisch. Schließen und öffnen Sie Ihre Fäuste dabei. Sie sollen dabei Spannung und Kraft spüren. Wenn die Beine dabei »automatisch mitmachen«, kein Problem, sie dürfen das! Recken und strecken Sie sich ausgiebig und mit Genuss! Natürlich werden Sie im Laufe der Zeit und der zunehmenden Erfahrung auch vornehmere oder unauffälligere Formen der Rücknahme bevorzugen, denn ein zu ausgiebiges Reck-, Streck- und Dehnmanöver kann unter Umständen bei Ihren Mitmenschen zu Irritationen führen, beispielsweise in der vollbesetzten U-Bahn. Wer die Rücknahme richtig beherrscht, kann sie auch unsichtbar beziehungsweise unmerklich für die unmittelbare Umgebung durchführen

Tief atmen

In dem Moment, in dem Arme (und auch Beine) wieder anfangen zu »arbeiten«, wird von der Muskulatur auch wieder mehr Sauerstoff benötigt. Zwangsläufig wird Ihre Atmung auch wieder kräftiger und tiefer. Unterstützen Sie das durch einige kräftige Atemzüge. Achten Sie während des Einatmens darauf, wie Frische und Aktivität durch die eingeatmete frische Luft zunehmen. Strecken, recken und räkeln Sie sich dabei ruhig weiter.

Augen auf

Als Letztes öffnen Sie die Augen. Sie sind nun wieder reaktionsbereit und haben Kontakt zur Außenwelt. Sie fühlen sich wach, erholt und frisch.

 Track 2

Wenn Sie sich nicht ordentlich zurücknehmen, kann stundenlange Benommenheit die Folge sein. Auch Müdigkeit, Kopfschmerzen, Schwindel und schwere Beine können auftreten, die Reaktionsfähigkeit und somit auch die Fahrtauglichkeit können beeinträchtigt sein. Deshalb ist der Vergleich mit dem Autofahren und dem Bremsen mehr als ein rein bildlicher!

Gegen Ende Ihrer Trainingseinheit können Sie sich auch schon langsam auf die Rücknahme vorbereiten, indem Sie die Formel »Ich bin ganz ruhig und frisch« benutzen. Das wäre ähnlich dem Vorgang, beim Autofahren schon abzusehen, demnächst bremsen zu müssen und vorsorglich den Fuß vom Gas zu nehmen. Rambos tun das natürlich nicht, aber zu denen gehören Sie ja nicht. Und wenn doch, dann sollten Sie unbedingt die Gelegenheit nutzen und Autogenes Training lernen!

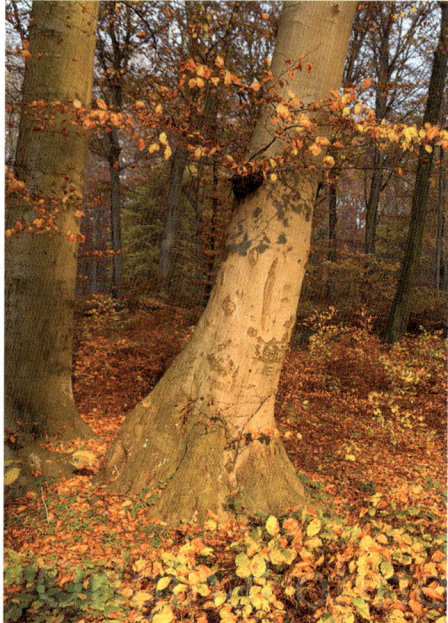

Die erweiterte Rücknahme

Es gibt gelegentlich Menschen, für die die beschriebene Rücknahme nicht ausreicht. Bei denen, auch wenn alle drei Teile der Rücknahmeformel korrekt durchgeführt wurden, beispielsweise Benommenheit, Müdigkeit oder Kopfschmerzen bleiben. Das kommt zum Glück sehr selten vor. Die Wahrscheinlichkeit ist groß, dass Sie nicht dazugehören. Dann können Sie diesen Abschnitt einfach überspringen.

Für die wenigen, die es betrifft, kann in Form der erweiterten Rücknahme Abhilfe

geschaffen werden. Auch hierfür gibt es eine Formel. Das Prinzip ist, sich für die Rücknahme insgesamt noch mehr Zeit zu nehmen und Körperregionen einzeln anzusprechen. Logischerweise wird die Formel dadurch länger und auch hier hilft es, sie auswendig zu lernen.

Die Formel für die erweiterte Rücknahme lautet:

Ich zähle von sechs bis eins, wenn ich »eins« sage, fühle ich mich ganz wach und wohl und frisch und frei. Alle Glieder gehorchen dem Willen und alle Sinne nehmen die Wirklichkeit richtig wahr:

✔ sechs – die Beine sind leicht

✔ fünf – die Arme sind leicht

✔ vier und drei – Atmung und Herz sind ganz normal

✔ zwei – die Stirn hat normale Temperatur

✔ eins – Arme fest, tief atmen, Augen auf!

 Nehmen Sie Ihre Verantwortung für sich und andere ernst und widmen Sie sich mit der gleichen Sorgfalt der Rücknahme, wie Sie sich im Straßenverkehr sonst verhalten. Überzeugen Sie sich, dass Sie nach dem Training wieder wach und reaktionsbereit sind. Nur Sie können das tun! Wenn Sie durch Beschwerden verunsichert werden, die auch durch dieses Buch nicht geklärt werden können, beraten Sie sich am besten mit einem Arzt Ihres Vertrauens.

Sie merken, die einzelnen Teile beziehen sich inhaltlich auf die Grundübungen und die einfache Rücknahmeformel taucht zum Schluss auch auf, es gibt nur zusätzlich ein mehr oder weniger langes Vorspiel. Und wenn Sie sich dann, nachdem Sie die Augen geöffnet haben, auch noch einige Male im Stehen strecken und dehnen, sollten Sie wirklich wieder fit für Ihren Alltag sein!

Besonderheiten vor dem Einschlafen

Die letzte Übungseinheit des Tages wird von vielen gern unmittelbar vor dem Schlafen durchgeführt. Für den Fall, dass Sie planen, nach dem Autogenen Training einzuschlafen, können Sie Ihr Autogenes Training anpassen.

Weglassen der Rücknahme

Wenn Sie autogen trainieren und anschließend einschlafen möchten, wäre es Unsinn, das Training mit der Rücknahmeformel zu beenden. Denn Sie möchten ja ausdrücklich nicht wieder in einen Arbeitsmodus umschalten, Sie möchten nicht wach und frisch in den Alltag zurückkehren. Im Gegenteil, Sie möchten am Ende des Trainings mit ausreichend Distanz zum Alltagsgeschehen und ohne Druck oder Sorgen Ihrer wohligen Müdigkeit nachgeben und einfach einschlafen. Nichts einfacher als das, lassen Sie die Rücknahmeformel einfach weg!

Häufig wird gefragt: »Und was passiert, wenn ich nach meinem Mittags- oder Nachtschlaf wieder aufwache?« Die Antwort ist ganz einfach: Es passiert nichts! Oder besser ausgedrückt, es passiert das, was immer passiert, wenn Sie aufwachen. Und das hat ja doch gewisse Ähnlichkeit mit der Rücknahmeformel, auch wenn es nicht so standardisiert abläuft. Sie werden wach, strecken und dehnen sich, gähnen (manche stöhnen auch gern mal ob der frühen Stunde des Weckerklingelns), atmen tief durch und öffnen die Augen, bevor Sie das Bett verlassen.

Ein Hinweis, der jetzt gar nicht das Autogene Training betrifft:

Sollten Sie zu den Menschen gehören, denen unmittelbar nach dem Aufstehen leicht schwindlig wird, kann das daran liegen, dass Ihr Blutdruck kurzfristig etwas abgesackt ist.

Wenn Sie nach vielen im Liegen zugebrachten Stunden plötzlich in die aufrechte Körperposition geraten, sackt das Blut ab in die noch erschlafften Beingefäße, die Beinvenen. In gewissem Maße passiert das bei jedem Menschen, es ist also normal. Sollte dieser Mechanismus verstärkt ablaufen und vorübergehenden Schwindel oder Schwarzwerden vor Augen verursachen, wird er orthostatische Dysregulation genannt. Der Schwindel tritt auf, weil das in den Beingefäßen versackte Blut – sehr vereinfacht ausgedrückt – im Kopf fehlt. Erst wenn die sogenannte Muskelpumpe in den Beinen dafür sorgt, dass das Blut auch wieder zurücktransportiert wird, wird auch der Schwindel schnell besser. Diese Muskelpumpe funktioniert am besten durch Anspannung und Entspannung der Beine.

Sollten Sie also an Schwindel unmittelbar nach dem Aufstehen leiden, setzen Sie sich nach dem Aufwachen erst mal auf Ihre Bettkante, lassen die Beine baumeln und gewöhnen sich an die neue Position. Unterstützend können Sie ein wenig Beingymnastik machen, ein paar Nähmaschinen-Tretbewegungen genügen.

Die Walrosstechnik

Die Walrosstechnik haben Sie schon in Kapitel 1 kennengelernt, als ich über die Liegehaltung und das anschließend gewünschte Einschlafen sprach. Wenn Sie Ihr Autogenes Training in der Liegehaltung durchführen, liegen Sie dabei auf dem Rücken. Viele Menschen können aber in Rückenlage nicht gut einschlafen. Für sie bietet sich die Walrosstechnik an.

Die Walrosstechnik beruht auf der Vorstellung, sich wie ein schweres, warmes, träges Walross zu fühlen, was sich trotz seiner Masse ohne sichtbare Anstrengung auf die Seite dreht. Sie fühlen sich am Ende Ihres Trainings vermutlich nicht wie ein Walross, aber im günstigen Fall sind Sie auch schwer und warm und müde und wollen einfach nur noch schlafen. Also rollen Sie sich ohne größere Anstrengung mit einer langsamen Bewegung auf Ihre Lieblingsseite und schlafen ein.

Die Änderung der Kopfübung

Die Kopfübung ist die letzte der sechs Übungen der Grundstufe. Sie dient der Erfrischung und der geistigen Klarheit. Sie steht in der Reihenfolge der Übungen nicht ohne Grund an letzter Stelle und Sie können sie wunderbar als eine Art »Weckmittel« benutzen. Das widerspräche jedoch in diesem Fall Ihrem Ziel des Einschlafens. Deshalb sollten Sie gegebenenfalls den erfrischenden Teil der Kopfübung vor dem Einschlafen weglassen.

Ich schreibe absichtlich »gegebenenfalls«, denn es gibt viele Menschen, die diese Übung gerade auch vor dem Einschlafen sehr schätzen. Sie möchten den freien und klaren Kopf, den ihnen diese Übung beschert, vor dem Einschlafen auf keinen Fall missen. Für sie ist diese Übung auch eine Art »Anti-Grübel-Übung«. Wer den quälenden Grübelzwang kennt, der stundenlang am Einschlafen hindern kann, wird den Stellenwert dieser Übung ermessen können und nicht darauf verzichten wollen.

Sie werden sich leider noch ein wenig gedulden müssen, bevor Sie selbst Ihre ersten Erfahrungen mit dieser letzten Übung und möglichen Anpassungen machen können. Erst danach können Sie entscheiden, wie Sie es mit dieser Übung und dem von Ihnen gewünschten Einschlafen handhaben wollen.

Regulation der Entspannungstiefe

Sie haben inzwischen erfahren, wie Sie Ihr Autogenes Training beenden. Ja, richtig:

Arme fest, tief atmen, Augen auf! Mit diesem dreiteiligen Kommando können Sie Ihr Training natürlich auch mittendrin unterbrechen. Sei es, weil Sie jemand stört oder weil Sie sich, aus welchem Grund auch immer, nicht wohlfühlen.

Apropos »nicht wohlfühlen« – gerade bei Trainingsanfängern können ungewohnte Körperreaktionen manchmal Unsicherheiten auslösen. Vor allem bei Menschen, die ihren Körper und seine Funktionen ohnehin oft mit Sorge betrachten oder beobachten, ist dies der Fall. Aber auch ansonsten eher sorglose Menschen sind manchmal irritiert über das, was durch das Üben in Gang gesetzt werden kann.

Es ist normal, dass die Konzentration auf körperliche Vorgänge zunächst eine Verstärkung bestehender Symptome (wie chronische Schmerzen oder Ohrgeräusche) auslösen kann. Meist geschieht das vor allem in der Anfangszeit des Übens. Am besten vermeiden Sie solche Probleme, indem Sie ihnen so wenig Aufmerksamkeit wie möglich schenken. Lenken Sie Ihre Aufmerksamkeit weg vom Problem und richten Sie sie vermehrt auf angenehme Empfindungen. Meist gibt es sich dann von ganz allein. Ansonsten seien Sie unbesorgt, Sie werden in diesem Buch viel Aufklärung finden. Für nahezu alle Phänomene gibt es eine plausible Erklärung.

Es gibt eine bewährte Möglichkeit, die Entspannungstiefe selbst zu regulieren, das ist das sogenannte »Flosseln«. Sie merken, auch hier bewegen wir uns wieder in der Welt der Wassertiere. »Flosseln« bedeutet, dass Sie während des Übens ein klein wenig die Finger bewegen können, während die Hände warm und schwer entweder auf den Oberschenkeln (Sitzhaltung) oder neben dem Körper (Liegehaltung) liegen. Durch das Flosseln nimmt das Schweregefühl etwas ab, gleichzeitig wird die Entspannung als etwas weniger tief empfunden. Meistens reicht das Flosseln vollkommen aus, um störende Phänomene entweder zu beseitigen oder zu verringern.

Das Wort »angenehm« als Stellschraube

Sie können die Intensität eines Gefühls aber auch ganz einfach regulieren, indem Sie das Wort »angenehm« in Ihre Formel einfügen. Benutzen Sie es immer dann, wenn es um die Einstellung eines bestimmten Schweregrades einer Empfindung geht. Sie können es wie ein kleines Rädchen, eine Einstellschraube benutzen. Auch ganz allgemein leistet dieser Begriff gute Dienste, denn Ihre Entspannung soll ja insgesamt angenehm sein und Sie sollen sich während und nach der Übung wohlfühlen.

Sie können sich sogar an einem heißen Sommertag die Wärme so angenehm einstellen, dass Sie sie als leichte Kühlung erleben.

Protokolle zur Unterstützung

Wenn Sie zu den Menschen gehören, die sich gern etwas aufschreiben, empfehle ich Ihnen für die erste Lernphase, ein Protokollheft zu führen. Am besten machen Sie sich eine kleine Tabelle mit Spalten für das Datum, die Übungszeit (von, bis), die durchgeführte Übung und für Notizen zur jeweiligen Übung. So können Sie auch später noch mal nachlesen, was wann wie funktioniert hat oder was Ihnen dabei aufgefallen ist. Sie können davon ausgehen, dass nicht jeder Tag gleich ist. Es kann gut sein, dass eine gut spürbare Veränderung, wie ein Wärmegefühl, am Folgetag nicht so gut wahrgenommen wird. Solche Schwankungen sind ganz normal, denn der Mensch ist eben keine Maschine. Und dass Sorgen, wie die Erkrankung eines Familienmitglieds, das Abschalten schwer machen können, liegt auf der Hand.

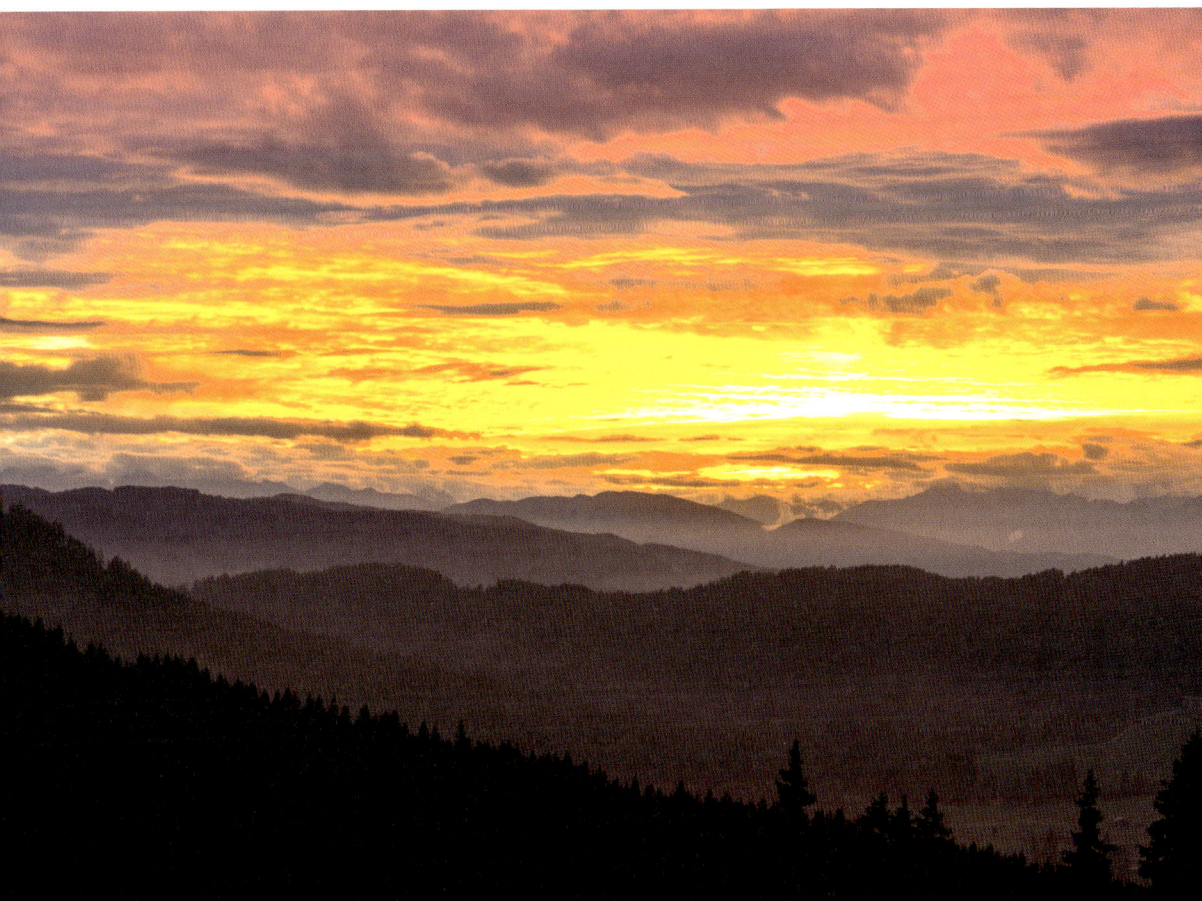

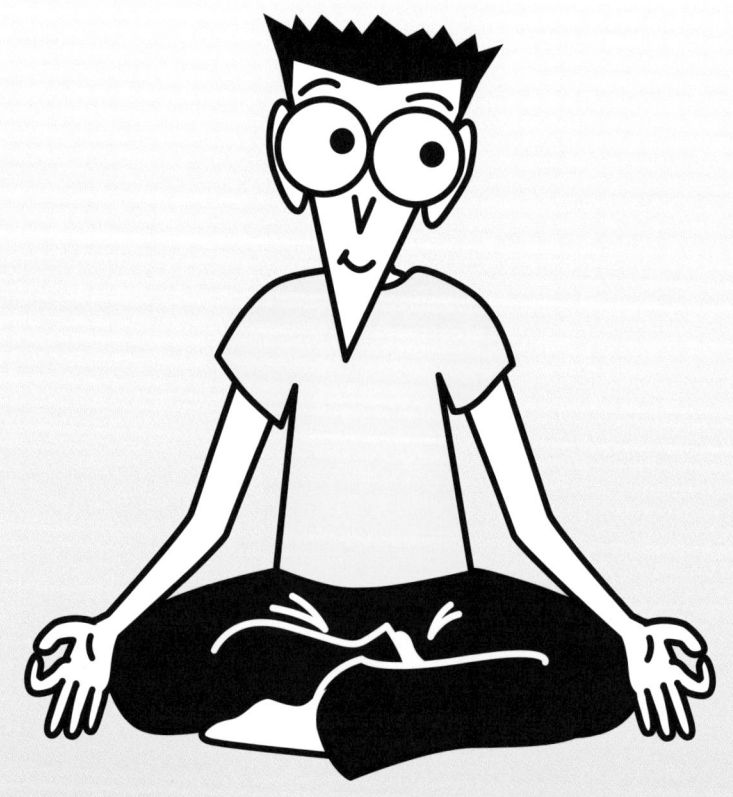

Die ersten drei Grundübungen: Schwere, Wärme, Atmung

In diesem Kapitel

✔ Körperliche Veränderungen bei der Empfindung von Schwere und Wärme

✔ Der Zusammenhang von Atmung und Gefühlen

✔ Bildliche Vorstellungen von angenehmer Schwere und Wärme sowie im Zusammenhang mit der Atmung

✔ Die Formeln des Autogenen Trainings für die Schwere- und Wärme-Übung sowie das Atemerlebnis

✔ Die häufigsten Fragen zu den ersten drei Übungen

In diesem Kapitel lernen Sie die ersten drei aufeinander aufbauenden Übungen des Autogenen Trainings kennen: Schwere, Wärme und Atmung.

> 💿   Auf Track 3 der Begleit-CD hören Sie die Anleitung zu den einzelnen AT-Übungen.

Erste Übung: Schwere

Schwere ist ein Zeichen für Entspannung, genauer gesagt für entspannte Muskulatur. Beim Autogenen Training wird dieses Gefühl absichtlich herbeigeführt, indem die Aufmerksamkeit auf die Eigenschwere des Körpers gerichtet wird und die Wahrnehmung dieser Schwere durch Vorstellungen von angenehmer Schwere und durch die Formeln des Autogenen Trainings unterstützt wird. Denken Sie an ein schlafendes Kind, das sich schwer heben und tragen lässt, weil es vollkommen entspannt ist.

Ein schlafendes Kind wiegt natürlich nicht mehr als das gleiche Kind im wachen Zustand. Aber die Schwere eines Körpers ist im entspannten Zustand am deutlichsten spürbar.

Eine Wohlfühlübung zur Einstimmung

Ich biete Ihnen eine Übung an, um sich auf die Schwere einzustimmen. Diese Übung ist eine Wohlfühlübung und genau darum soll es gehen: Sie sollen sich dabei wohlfühlen. Wie alle Übungen wird auch diese mit der sogenannten Rücknahme beendet, während der Sie Arme und Beine aktivieren, tiefer atmen und schließlich die Augen öffnen. In der Rücknahmeformel des Autogenen Trainings kommt dies in den kurzen Sätzen »Arme fest! Tief atmen! Augen auf!« zum Ausdruck. Sollte etwas dazwischenkommen, sodass Sie die Übung früher beenden müssen, benutzen Sie ebenfalls die Rücknahmeformel. Sie können die Übung damit jederzeit beenden.

Wohlfühlübung Schwere

Setzen Sie sich bequem hin. Lockern Sie einengende Kleidungsstücke wie Gürtel oder Krawatte und ziehen Sie hochhackige oder unbequeme Schuhe aus. Schließen Sie die Augen. Beide Fußsohlen stehen auf dem Boden. Beginnen Sie eine gedankliche Reise durch Ihren Körper und prüfen Sie dabei zunächst, ob Ihre Sitzhaltung angenehm ist. Fangen Sie bei den Füßen an. Wie stehen Ihre Füße auf dem Boden? Sind beide Fußsohlen komplett aufgesetzt? Wie ist der Kontakt zwischen Ihren Fußsohlen und dem Boden? Wandern Sie mit Ihrer Aufmerksamkeit über die Knöchel und die Fersen weiter nach oben. Wie fühlen sich Ihre Unterschenkel an, wie fühlen sich Ihre Knie an, Ihre Oberschenkel? Ist die Beugung im Kniegelenk angenehm? Wenn nicht, korrigieren Sie Ihre Haltung ruhig.

Wandern Sie anschließend weiter nach oben. Wie ist der Kontakt zur Sitzfläche, liegen beide Gesäßhälften gleich auf? Rutschen Sie ansonsten ruhig ein wenig hin und her, machen Sie es sich richtig bequem auf Ihrem Stuhl oder in Ihrem Sessel. Wandern Sie entlang Ihrer Wirbelsäule weiter nach oben Richtung Schultern. Wenn Sie angelehnt sitzen, beobachten Sie, wo und wie der Kontakt zwischen Ihrem Rücken und der Lehne ist. Ist er angenehm? Korrigieren Sie gegebenenfalls Ihre Sitzhaltung ein wenig und wandern Sie dann weiter nach oben. Wie fühlt sich Ihre Schultermuskulatur an? Sind Ihre Schultern hochgezogen oder hängen sie locker und entspannt? Richten Sie Ihre Aufmerksamkeit dann auf die Arme. Sind sie locker oder angespannt? Wie ist der Winkel zwischen Oberarmen und Unterarmen? Ist die Beugung im Ellenbogengelenk angenehm? Wandern Sie weiter zu Ihren Händen, spüren Sie, wo die Hände aufliegen und ob sie entspannt sind.

Lenken Sie dann Ihre Aufmerksamkeit von den Händen zurück über Arme, Schulter und Nacken nach oben zum Kopf. Wie ruht Ihr Kopf auf dem Schultergürtel? Wenn Sie Ihren Kopf in eine angenehme, ausbalancierte Haltung gebracht haben, atmen Sie einige Atemzüge ruhig ein und aus. Nehmen Sie sich noch einmal im Ganzen wahr, Kopf, Schultern, Oberkörper, Rücken, Bauch, Arme und Beine. Angenehme Bequemlichkeit ist das Ziel.

Beobachten Sie, wie stabil und gleichzeitig elastisch sich diese Haltung anfühlt. Spüren Sie, wie Sie fest und sicher mit Ihren Füßen auf dem Boden stehen. Spüren Sie den Boden unter Ihren Füßen, nehmen Sie sich einen Moment Zeit dafür. Wenn Sie mögen, stellen Sie sich vor, Sie wären wie ein Baum, unten fest verwurzelt und nach oben elastisch und biegsam im Wind. Ihre Fußsohlen stehen fest und sicher auf dem Boden und sind mit ihm wie durch kleine Wurzeln verbunden. Registrieren Sie, wie Ihre Haltung an Sicherheit und Stabilität gewinnt.

Nun richten Sie Ihre Aufmerksamkeit auf Ihre Atmung. Konzentrieren Sie sich vor allem auf das Ausatmen. Spüren Sie, wie sich mit jedem Ausatmen eine angenehme Ruhe und Schwere in Ihnen ausbreitet, wie Ihre Füße weiter festen Halt auf dem Boden finden, wie Sie sich weiter verwurzeln und wie sich dieses angenehme Gefühl mit jedem Atemzug vertieft. Lassen Sie mit jedem Ausatmen etwas Anspannung fließen. Jeder Atemzug vertieft die innere Ruhe. Mit jedem Atemzug können Sie mehr vom Alltag loslassen und ruhiger werden. Lassen Sie alles Störende mit dem Atem aus sich herausfließen. Und jeder Atemzug vertieft die innere Ruhe. Angenehme Ruhe und angenehme Schwere machen sich breit.

Bleiben Sie in diesem Zustand, solange Sie mögen und solange es Ihnen angenehm ist. Wenn Sie die Übung beenden möchten, aktivieren Sie Ihre Arme und Beine, recken und strecken Sie sich, atmen Sie mehrmals tief ein und aus und öffnen Sie dann die Augen. Sie werden wach und erholt in Ihren Alltag zurückkehren.

Wie ist es Ihnen bei dieser Übung ergangen? Was haben Sie gespürt? Was hat gestört? Was war besonders angenehm? Haben Sie eine bequeme Haltung gefunden? Konnten Sie mit dem Gefühl von Halt und Stabilität etwas anfangen?

Die Skelettmuskulatur

Die Skelettmuskulatur umfasst alle Muskeln, die wir willentlich bewegen können. Wir können eine Faust ballen und unseren rechten Arm damit in die Höhe strecken. In diesem Fall ist der rechte Arm angespannt, seine Muskeln sind aktiviert. Wenn wir ihn seitlich am Körper wieder herunterhängen lassen, sind seine Muskeln entspannt. Je nachdem, wie lange und wie intensiv wir vorher den rechten Arm mit der Faust zum Himmel gestreckt haben, spüren wir im Moment der Entspannung ein Schweregefühl. Sie können es im Vergleich beider Arme gut wahrnehmen. Während der rechte Arm arbeitet, darf der linke Arm locker hängen bleiben. Wenn dann beide Arme locker hängen, wird sich der rechte Arm nach getaner Arbeit deutlich schwerer anfühlen.

Psychischer Stress und Muskelanspannung

Je ausgeglichener die Stimmungslage ist, umso entspannter ist auch die Muskulatur. Im Gegenzug dazu verursacht psychischer Stress immer auch eine Anspannung der Muskulatur.

Denken Sie beispielsweise an jemanden, der nicht gern zur Arbeit geht, weil dort ein cholerischer und despotischer Chef sein Unwesen treibt oder weil die Atmosphäre von Intrigen und Entwertungen geprägt ist. Je nach Persönlichkeitsstruktur wird derjenige vielleicht mit eingezogenem Kopf und hochgezogenen Schultern dort auftauchen, um sich möglichst unsichtbar und unangreifbar zu machen. Natürlich machen ständig hochgezogene Schultern und ein gesenkter Kopf auf Dauer muskuläre Verspannungen, die dann als Kopf-, Schulter- oder Rückenschmerzen spürbar werden.

Ein anderer Mensch mit einer anderen Persönlichkeitsstruktur geht vielleicht mit anderen Gefühlen zu diesem Arbeitsplatz. Er versucht, sich durchzusetzen, den Kopf nicht hängen zu lassen, hartnäckig zu bleiben, sich nicht brechen oder umschmeißen zu lassen, aufrecht zu bleiben, Haltung zu bewahren, sich zusammenzureißen. Wenn auch das ein länger andauernder Zustand ist, verursacht es natürlich ebenfalls muskuläre Verspannungen, die wiederum mit Kopf-, Schulter- oder Rückenschmerzen einhergehen können.

Kurz gesagt: Psychische Verspannung führt zu körperlicher Verspannung. Deswegen helfen Anwendungen oder Therapien zur Lösung von Verspannungen (wie zum Beispiel Wärmepackungen und Massagen) oft nur vorübergehend, wenn nicht gleichzeitig auch die Ursachen dieser Verspannungen berücksichtigt werden und langfristig ein anderer Umgang mit diesen Ursachen möglich wird.

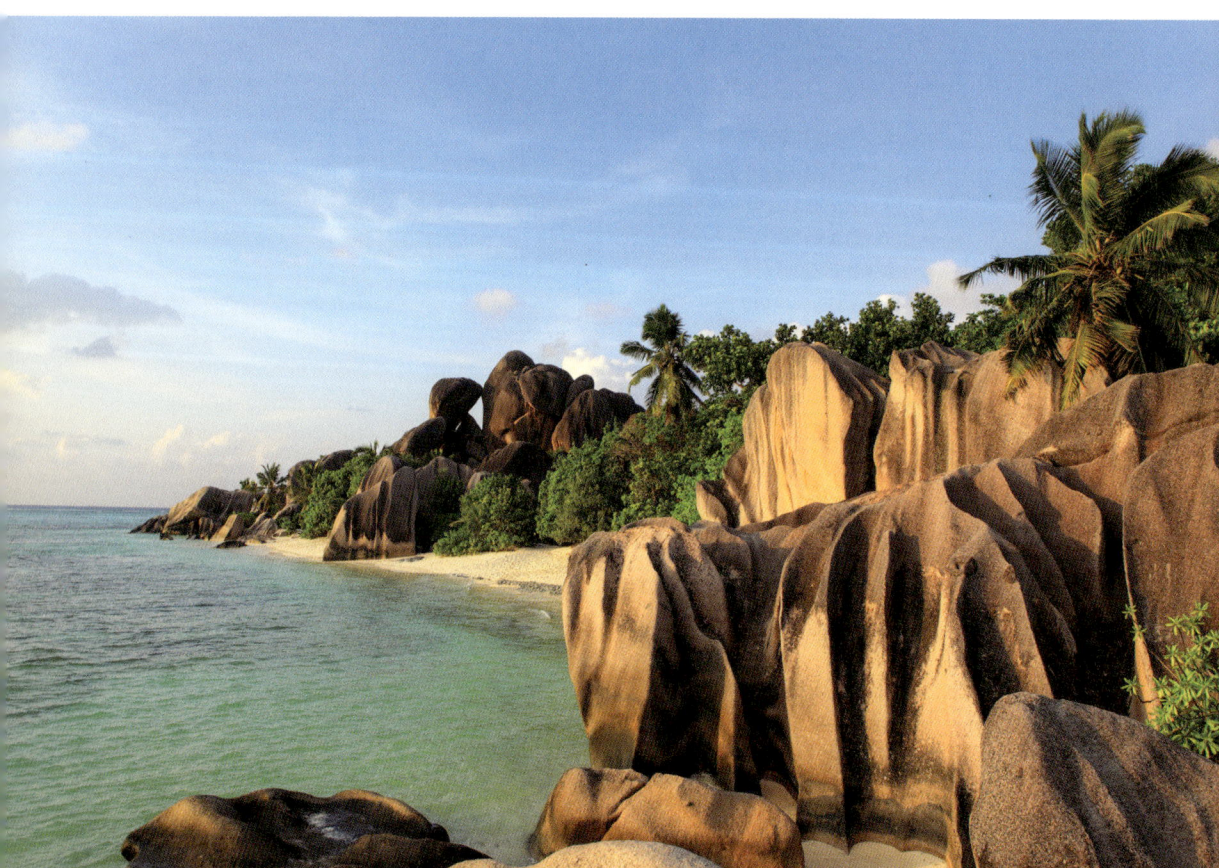

Weil die Skelettmuskulatur einerseits willentlich so gut beeinflussbar ist und das Erreichen eines Schweregefühls somit durch einfache Muskel- und Lockerungsübungen vor dem Entspannungstraining gefördert werden kann und andererseits die Muskulatur so vielen emotionalen Einflüssen unterliegt, beginnt das Autogene Training mit der Schwere-Übung.

Die bildliche Vorstellung von Schwere

Beim Autogenen Training führt eine passende Vorstellung gemeinsam mit der richtigen Formel und dem sich daraus entwickelnden wohltuenden Gefühl am schnellsten und effektivsten zur Umschaltung auf Ruhe und Entspannung. Deshalb ist es sinnvoll, sich vorab zu überlegen, wie man sich angenehme Schwere am besten vorstellen kann.

Wie sieht für Sie die passende Vorstellung von Schwere aus? Menschen, die gelegentlich oder regelmäßig Sport machen, haben meist keine Schwierigkeiten, sich Schwere vorzustellen. Sie erinnern sich an den angenehmen Zustand, der sich unmittelbar nach dem Sport einstellt. Der ganze Körper ist gut durchblutet und warm, ein wohliges Gefühl von Erschöpfung und gleichzeitigem Stolz auf die gerade vollbrachte Leistung machen sich breit. Und natürlich spüren sie auch die angenehme Schwere in den nun wieder entspannten Muskeln.

Aber auch wer keinen Sport macht, kennt dieses Schweregefühl bestimmt. Denken Sie an ein warmes Bad in Ihrer Badewanne und stellen Sie sich vor, Sie steigen nach einiger Zeit aus der Wanne, um sich anschließend noch einen Moment zur Entspannung hinzulegen. Sie fühlen sich schwer. Wasser verleiht dem menschlichen Körper Auftrieb. Beim Verlassen des Wassers ist das Empfinden von Schwere vorprogrammiert, es lässt sich gar nicht vermeiden. Oder erinnern Sie sich an den Moment, wenn Sie sich nach einem langen und anstrengenden Tag abends in Ihr Bett legen, wie Sie wohlig und schwer auf Ihrer Matratze liegen oder vielleicht sogar das Gefühl haben, in sie einzusinken.

Überlegen Sie, was Ihre Vorstellung von Schwere sein könnte. Je konkreter diese Vorstellung ist, umso besser. Und natürlich soll es eine *angenehme* Vorstellung sein.

 Mögliche positive Vorstellungen von Schwere:

✔ nach körperlicher Arbeit

✔ nach dem Sport

✔ nach dem Baden oder Schwimmen

✔ nach einem Saunabesuch

✔ die ersten Minuten abends im Bett

Falls Sie sich nach wie vor nicht sicher sind, wie Ihre Vorstellung von angenehmer Schwere sein könnte, probieren Sie während der ersten Übungen doch einfach verschiedene Möglichkeiten aus.

Der Übungsarm

Nachdem Sie mit dem Begriff »Schwere« nun etwas anfangen können, geht es darum, sich diese Schwere an einer bestimmten Körperstelle vorzustellen.

Beim Erlernen des Autogenen Trainings richten Sie Ihre Aufmerksamkeit als Erstes auf einen Ihrer Arme und zwar auf Ihren sogenannten Arbeitsarm. Da die meisten Menschen Rechtshänder sind, ist dies meist der rechte Arm. Sollten Sie Linkshänder sein, konzentrieren Sie sich natürlich als Erstes auf Ihren linken Arm. Beim Benennen der Formeln spreche ich daher zunächst die Rechtshänder an und setze dann die Alternative für die Linkshänder in

Klammern. Sie können also wählen, was für Sie zutreffend ist.

In der Regel »gehorcht« der Arbeitsarm am besten und ist der Persönlichkeit am nächsten. Wundern Sie sich aber auch nicht, wenn unerwarteterweise der andere Arm eher oder intensiver reagiert. Das kann viele Gründe haben. So kann sich gerade bei sehr aktiven und leistungsorientierten Menschen der sonst aktivere Arm (bei Rechtshändern also der rechte Arm) oft weniger gut entspannen als der sonst passivere (der linke) Arm, weshalb die Schwere sich dann überraschenderweise zuerst im linken Arm einstellt. Oder es gibt Menschen, die ursprünglich Linkshänder waren, denen aber die Benutzung des rechten Armes als Arbeitsarm (oft mit sehr viel Strenge) anerzogen wurde. Wo immer Sie die Schwere wahrnehmen und welchen Grund es dafür auch geben mag, es ist in Ordnung so. Wenn Sie ein Schweregefühl – in welchem Arm auch immer – registrieren, freuen Sie sich, dass etwas geschehen ist und dass Sie Ihre Muskelentspannung wahrnehmen können.

Die Formeln

Die Schwereformel umfasst zwei Vorstellungen: die des Armes und die der Schwere. Der eigene Arm lässt sich natürlich leicht vergegenwärtigen, er gehört ja zum Körper dazu. Natürlich wissen wir über unsere verschiedenen Sinne (wie Lage-, Gewichts-, Temperatur- oder Tastsinn) fast immer, in welcher Lage oder in welchem Zustand sich unser Arm gerade befindet. Ausnahme könnte ein eingeschlafener Arm sein, weil dann die Sinneswahrnehmung nach Druck auf einen der Armnerven vorübergehend kurz beeinträchtigt ist.

Wenn Sie sitzen, spüren Sie Ihren Arm, Sie spüren sein Eigengewicht da, wo er beispielsweise auf dem Oberschenkel aufliegt.

Sie spüren entweder die Handflächen oder die Unterarme auf dem Oberschenkel. Auch wenn Sie die Augen geschlossen halten, können Sie mit Ihrem inneren Auge quasi »sehen«, wie und wo der Arm aufliegt. Nun stellen Sie sich möglichst lebhaft die Schwere in diesem Arm vor. Immerhin wiegt Ihr Arm ja einige Kilogramm! Registrieren Sie das schwere und entspannte Aufliegen Ihres Armes auf Ihrem Oberschenkel.

Die dazugehörige Übungsformel des Autogenen Trainings lautet:

»Rechter (linker) Arm schwer«

oder:

»Rechter (linker) Arm angenehm schwer«

oder:

»Rechter (linker) Arm ganz schwer«

Welche dieser Formeln Sie benutzen möchten, bleibt Ihnen überlassen. Wenn Sie spontan keine bestimmte Vorliebe haben, probieren Sie sie einfach nacheinander aus. Nach dem inneren Aussprechen der Formel nehmen Sie in aller Ruhe wahr, wie sich bei Ihnen im Arm das Schweregefühl einstellt und wo Sie es am deutlichsten spüren.

Insgesamt stellen Sie sich die von Ihnen gewählte Formel ungefähr fünf- oder sechsmal vor. Konzentrieren Sie sich dabei auf Ihren Arm und auf das sich entwickelnde Schweregefühl, wenden Sie sich Ihrem Arm in freundlicher Aufmerksamkeit zu. Wo sich das Schweregefühl zuerst einstellt, ist von Mensch zu Mensch sehr verschieden und kann auch von Übung zu Übung variieren. Bei regelmäßigem Üben werden Sie schon nach einigen Übungstagen das Schweregefühl in Ihrem Arm immer deutlicher wahrnehmen und ganz spontan macht es sich oft auch schon woanders im Körper bemerkbar.

Anleitung zur ersten AT-Übung

Nachdem Sie nun die Formeln für die Schwere kennengelernt haben, schlage ich Ihnen eine Übung im Sitzen vor. Erinnern Sie sich zuvor noch einmal kurz an die Ruheformel. Sie steht am Beginn und am Ende jedes Trainings und bei mehreren Übungen auch zwischen den einzelnen Übungen. Jetzt taucht die Ruheformel nur am Anfang und am Ende auf, weil Sie ja gerade erst beginnen und zurzeit nur eine Übung – die Schwere-Übung – durchführen.

Auch die Rücknahmeformel möchte ich kurz in Erinnerung rufen. Mit dem Kommando »Arme fest! Tief atmen! Augen auf!« werde ich die Übung beenden. Was ich in der Übung nicht extra erwähne, was Sie aber bei Bedarf selbstständig benutzen können, sind die Indifferenzformeln. Sollten Sie sich also durch Gedanken oder Geräusche abgelenkt fühlen, greifen Sie auf die bewährten Indifferenzformeln »Geräusche ganz gleichgültig« oder »Gedanken ganz gleichgültig« oder auch auf die Kombination »Geräusche und Gedanken ganz gleichgültig« zurück.

Sollten Sie sich – aus welchem Grund auch immer – unwohl fühlen, können Sie zwischendurch ein wenig die Finger bewegen. Das ist das sogenannte Flosseln. Bei Störungen, die sich nicht ignorieren lassen, können Sie die Übung jederzeit durch die Rücknahme beenden.

Nehmen Sie sich nach der Übung noch einen Moment Zeit für eine kleine Bestandsaufnahme. Was haben Sie gespürt? Wo war die Schwere am deutlichsten wahrnehmbar? Was hat gestört? Wie ist es Ihnen insgesamt ergangen? Wer beschlossen hat, Übungsprotokolle zu führen, macht am besten gleich im Anschluss an die Übung seine Notizen. Dann sind die Empfindungen noch präsent. Sollten Sie nichts wahrgenommen haben, setzen Sie sich nicht unter Druck. Jeder hat sein eigenes Tempo. Je weniger Erwartungen Sie haben, umso leichter können Sie sich auf das einlassen, was geschieht oder eben auch (noch) nicht geschieht.

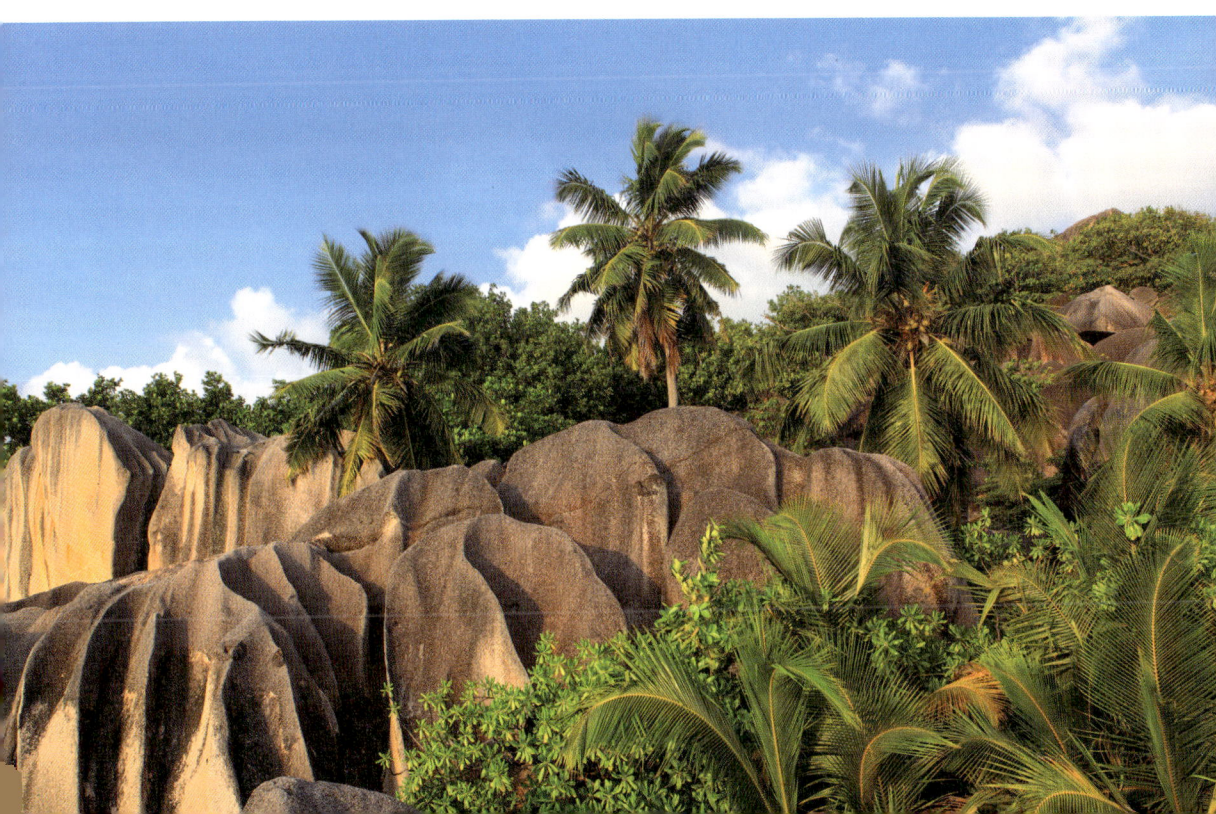

Die erste Übung des Autogenen Trainings: Schwere

Planen Sie zwei bis drei möglichst ungestörte Minuten für diese Übung ein.

Minimieren Sie mögliche Reize von außen und stellen Sie sich darauf ein, sich in den nächsten Minuten nur mit sich selbst und Ihrem Körper zu beschäftigen. Alles, was Sie sonst noch bewegt, kann danach wieder dran sein, jetzt geht es für kurze Zeit nur um Sie. Setzen Sie sich hin. Lockern Sie zunächst Ihre Schultern und Arme. Rollen Sie dazu Ihre Schultern einige Male vorwärts und rückwärts. Ziehen Sie sie hoch und lassen Sie sie wieder sinken. Schütteln Sie die Arme Richtung Fußboden locker aus. Anschließend strecken Sie beide Arme nach oben; öffnen und schließen Sie die Hände einige Male zur Faust, während Sie sie nach oben gestreckt halten. Spüren Sie beim Faustschluss die Anspannung in den Händen und im Arm. Spüren Sie: Das ist Spannung! Registrieren Sie beim Öffnen der Faust, wie die Spannung nachlässt. Wiederholen Sie dies einige Male. Vielleicht bemerken Sie schon, wie die noch immer nach oben gestreckten Arme langsam schwerer werden. Nehmen Sie die Arme nun wieder nach unten und nehmen Sie eine bequeme Übungshaltung ein. Schließen Sie die Augen. Spüren Sie, wie Ihr Atem nach der kleinen sportlichen Einlage langsam zur Ruhe kommt …

Ich bin ganz ruhig …

Richten Sie nun Ihre Aufmerksamkeit auf Ihren Arbeitsarm. Spüren Sie die Auflagefläche des Armes oder der Hand auf Ihrem Oberschenkel. Spüren Sie die Eigenschwere Ihres Armes. Registrieren Sie, wo Sie die Schwere Ihres Armes am deutlichsten wahrnehmen können, die Schwere als Maß für die Entspannung Ihrer Muskulatur …

Rechter (linker) Arm schwer …

Rechter (linker) Arm schwer …

Rechter (linker) Arm ganz schwer …

Rechter (linker) Arm ganz schwer …

Rechter (linker) Arm angenehm schwer …

Rechter (linker) Arm angenehm schwer …

Ich bin ganz ruhig … Ruhe kommt ganz von selbst …

… so und nun beenden Sie die Übung mit der Rücknahmeformel, um nach dieser kleinen Pause frisch und erholt in Ihren Alltag zurückzukehren:

Arme fest! Tief atmen! Augen auf!

Recken, strecken und dehnen Sie sich ausgiebig und mit Genuss, sodass Sie sich am Ende wieder frisch und aktiv fühlen.

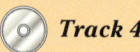 ***Track 4***

Wahrscheinlich ist Ihnen aufgefallen, dass ich die Schwereformel in drei verschiedenen Variationen verwendet habe. Sie können selbst entscheiden, welche Variante Ihnen am meisten zusagt. Manchmal muss man die Dinge auch erst ausprobieren, bevor man sich entscheiden kann. Natürlich geht es bei dem Vorschlag, sich die jeweilige Übungsformel sechsmal zu vergegenwärtigen, nicht darum, zwanghaft mitzuzählen. Ob Sie sich »Rechter Arm ganz schwer« fünf-, sechs- oder siebenmal gesagt haben, ist vollkommen gleichgültig. Dasselbe gilt für die Ruheformel. Ob Sie sich »Ich bin ganz ruhig« sagen oder ob Sie »Ruhe kommt ganz von selbst« benutzen, bleibt ganz allein Ihnen überlassen. Und selbstverständlich dürfen Sie sich »Ich bin ganz ruhig« auch mehr als einmal sagen oder diese Formel auch zwischendurch benutzen. Insbesondere wenn Sie etwas gestört oder abgelenkt hat und Sie auf die Indifferenzformeln zurückgegriffen haben, können Sie ganz beruhigt ein »Ich bin ganz ruhig« dazwischenschieben.

Diese Übung führen Sie von nun an mindestens zweimal, am besten dreimal täglich durch. Wenn Sie sie im Liegen machen, spüren Sie die Schwere des Armes nicht auf dem Oberschenkel, sondern auf Ihrer Unterlage, weil die Arme locker neben Ihrem Oberkörper liegen. Sollten Sie unmittelbar nach der Übung einschlafen wollen, verzichten Sie auf die Rücknahme. Bei Bedarf nutzen Sie zum Einschlafen die in Kapitel 2 beschriebene Walrosstechnik.

Beschäftigen Sie sich die nächsten ein bis zwei Wochen ausschließlich mit der Schwere. Haben Sie Geduld und setzen Sie sich nicht unter Druck. Lassen Sie sich und insbesondere Ihrem Körper Zeit, um in Ruhe Erfahrungen mit dem Gefühl der Schwere zu sammeln.

Das zunächst im rechten oder linken Arm wahrgenommene Schweregefühl wird sich mit zunehmender Übungserfahrung auf den ganzen Körper ausdehnen. Diese Ausbreitung einer angenehmen Empfindung wird beim Autogenen Training *Generalisieren* genannt. Manchmal wird das Generalisieren spontan bemerkt, manchmal muss auch erst die Aufmerksamkeit auf die Schwere-Ausbreitung gerichtet werden.

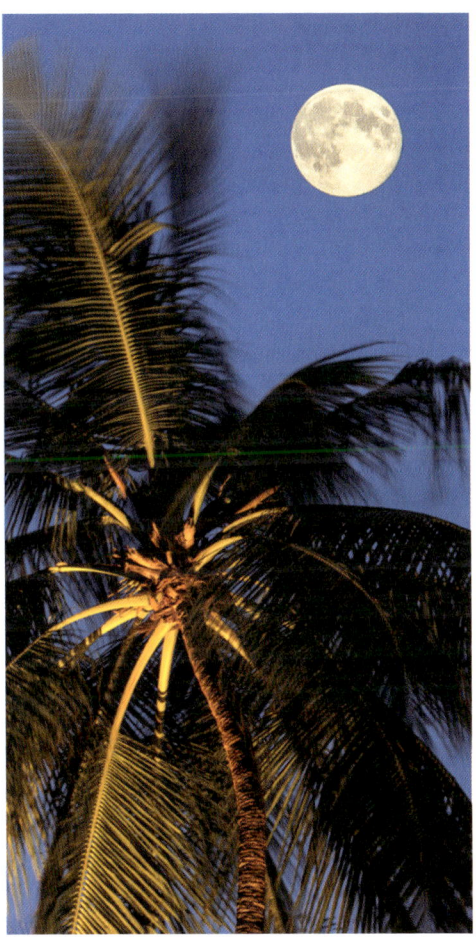

Zweite Übung: Wärme

Mit dem Begriff »Wärme« wird ein bestimmter Temperaturbereich beschrieben. Entspannte Körperregionen haben entspannte Gefäße, daher sind sie gut durchblutet und fühlen sich warm an. Sie *fühlen* sich nicht nur warm an, sondern sie *sind* auch warm, das kann man mit einfachen Thermometern beispielsweise auf der Hautoberfläche messen.

Das bei einer Entspannungsreaktion entstehende Wärmegefühl kann während des Autogenen Trainings gut wahrgenommen werden. Manche Menschen haben sogar nur deshalb mit dem Autogenen Training angefangen, weil sie auf diesem Wege schnell und erfolgreich etwas gegen ihre kalten Füße tun wollten und konnten. Erst später haben sie mitbekommen, dass das Autogene Training noch viel mehr bietet, als nur warme Füße zu bekommen. Wärme ist wichtig, Wärme ist messbar, Wärme ist aber auch weit mehr als eine rein physikalische Größe.

Eine neue Genussübung zur Einstimmung

Ich biete Ihnen eine Übung an, um sich auf das Kapitel mit der Wärme einzustimmen. Diese Übung ist eine Genussübung und genau das ist das Ziel dieser Übung: Sie sollen sie genießen können. Planen Sie also dafür etwas mehr Zeit als für eine einfache AT-Übung ein, vielleicht fünf bis zehn Minuten mehr. Nehmen Sie sich nach der Übung noch kurz Zeit für eine Rückschau.

Wie alle Übungen wird auch diese mit der Rücknahme beendet, während der Sie Arme und Beine aktivieren, tiefer atmen und schließlich die Augen öffnen. In der Rücknahmeformel des Autogenen Trainings kommt dies in den kurzen Sätzen »Arme fest! Tief atmen! Augen auf!« zum Ausdruck. Sollten Sie die Übung früher beenden wollen oder müssen, benutzen Sie ebenfalls die Rücknahmeformel. Sie können die Übung damit jederzeit beenden.

Wohlige Wärme – Eine Genussübung

Nehmen Sie sich ungefähr zehn Minuten Zeit und sorgen Sie dafür, dass Sie möglichst nicht gestört werden. Setzen Sie sich bequem hin und nehmen Sie sich ganz bewusst diese kurze Zeit nur für sich. Sie müssen nichts tun, niemand will etwas von Ihnen. Alles, was vorher wichtig war an Gedanken, Terminen, Druck, Sorgen oder Einkaufs- und Erledigungslisten darf jetzt einen Moment ruhen. Wenn Sie mögen, können Sie sich gleich nach der Übung wieder damit beschäftigen. Jetzt brauchen Sie nichts zu tun, niemand will etwas von Ihnen.

Nun beginnen Sie die Übung mit einer kleinen gedanklichen Reise durch Ihren Körper, wie Sie sie auch schon bei der ersten Wohlfühlübung kennengelernt haben. Achten Sie auf die Stellung Ihrer Füße und auf einen guten Bodenkontakt, wandern Sie weiter nach oben. Prüfen Sie dabei während der Etappen Ihrer Reise Richtung Kopf, ob Ihre Sitzhaltung bequem ist, und korrigieren Sie sie gegebenenfalls. Achten Sie dabei besonders auf einen angenehmen Winkel im Kniegelenk, auf einen angenehmen Kontakt mit der Sitzfläche und mit einer gegebenenfalls vorhandenen Rückenlehne, auf eine entspannte Wirbelsäule und eine lockere Schulter-Nacken-Muskulatur.

Wenn sich Ihre Sitzhaltung angenehm und bequem anfühlt, richten Sie Ihre Konzentration auf die Atmung. Spüren Sie, wie Ihre Atmung langsam zur Ruhe kommt. Sie müssen nichts tun, niemand will etwas von Ihnen. Sie sitzen hier und beschäftigen sich nur mit sich selbst. Spüren Sie einige Atemzüge Ihrem Atem nach und lassen Sie mit jedem

Ausatmen ein wenig von den Dingen los, die Sie vielleicht noch beschäftigen oder stören. Lassen Sie alles Störende aus sich herausfließen. Und jeder Atemzug vertieft die innere Ruhe. Ein angenehmes Gefühl von Ruhe breitet sich aus.

Jetzt möchte ich Sie zu einem kleinen Spaziergang einladen. Wenn Sie mögen, stellen Sie sich eine schöne Sommerlandschaft vor, in der Sie sich befinden. Es ist angenehm warm, die Sonne scheint. Wo wären Sie am liebsten? An einem warmen Sandstrand, wo sich die Wellen mit einem leisen Rauschen im flachen Wasser brechen? Oder auf einer Sommerwiese mit Gräsern, bunten Blüten und summenden Insekten? Oder lieber in einem stillen Park oder einem Wald, vielleicht auf einer Lichtung mit einer kleinen Wiese?

Suchen Sie sich in Ihrer Erinnerung oder in der Vorstellung einen Ort, an dem Sie sich wohlfühlen. Wenn Sie mögen, spazieren Sie zwischen den Orten ein wenig hin und her, bis Sie eine Stelle gefunden haben, an der Sie sich gern niederlassen. Genießen Sie das Verweilen an diesem Ort und stellen Sie sich vor, Sie wären jetzt tatsächlich dort. Genießen Sie mit allen Sinnen: Was hören Sie? Was sehen Sie? Riechen oder spüren Sie etwas? Atmen Sie dabei weiter ruhig ein und aus. Nehmen Sie mit jedem Einatmen das Schöne und Angenehme Ihres Ortes in sich auf und lassen Sie mit jedem Ausatmen störende Geräusche oder Gedanken ziehen.

Richten Sie Ihre Aufmerksamkeit nun auf die Wahrnehmung der sommerlichen Wärme. Die Wärme soll angenehm für Sie sein. Wie und wo könnten Sie an Ihrem Ort angenehme Wärme am besten spüren? Am Strand im warmen Sand liegend oder sitzend, den Kopf im Schatten eines Sonnenschirms? Auf einer Sommerwiese, die Sonnenstrahlen treffen wärmend von hinten auf Schulter, Nacken und Arme? Oder im Wald oder Park, unter den Schatten spendenden Bäumen spüren Sie die wohlige Wärme der Waldluft, die Sie umgibt wie ein weiter Mantel? Wo auch immer Sie sich befinden, wo und wie auch immer Sie die angenehme Wärme spüren, genießen Sie diesen Zustand, verweilen Sie in ihm. Beobachten Sie, wo Sie die Wärme am intensivsten spüren. Atmen Sie dabei weiter ruhig ein und aus. Jeder Atemzug vertieft die innere Ruhe und das angenehme Wärmegefühl.

Bleiben Sie noch an Ihrem Ort, solange Sie mögen und solange es Ihnen angenehm ist. Genießen Sie auch die letzten Augenblicke, bevor Sie sich auf das Ende der Übung vorbereiten. Beenden Sie die Übung mit der Rücknahmeformel, um nach dieser kleinen Pause frisch und erholt in Ihren Alltag zurückzukehren: »Arme fest! Tief atmen! Augen auf!« Recken, strecken und dehnen Sie sich ausgiebig und mit Genuss, sodass Sie sich am Ende wieder wach und aktiv fühlen.

 Bonus-Track 2

An welchem Ort sind Sie gelandet? Wenn man Sie das vorher gefragt hätte, hätten Sie erwartet, dort zu landen oder gab es Überraschungen? Was haben Sie gespürt? Konnten Sie mit den angebotenen Vorstellungen von Wärme etwas anfangen? Haben Sie Wärme gespürt und wenn ja, wo? Wie ist es Ihnen insgesamt ergangen? Konnten Sie die Übung oder Teile davon genießen? Wie ist das überhaupt mit dem Genießen in Ihrem Leben? Fällt es Ihnen leicht, schöne und angenehme Dinge zu genießen oder müssen Sie sich eher dazu zwingen, auch mal zum Genießen innezuhalten? Sollte Letzteres der Fall sein, ist es vielleicht an der Zeit, Ihre Genussfähigkeit etwas zu fördern und zu entwickeln? Das Autogene Training bietet hervorragende Möglichkeiten, das Genießen mit allen Sinnen zu trainieren.

Wärme ist mehr als eine bestimmte Temperatur

Zwischenmenschliche Beziehungen werden im Volksmund auch gern mit Temperaturbegriffen charakterisiert. Als »warmherzig« bezeichnet man einen Menschen, der sich in andere Menschen einfühlen kann, der Interesse und Verständnis zeigt, hilfsbereit, herzlich, zugewandt, gefühlvoll oder liebevoll ist. »Menschliche Wärme« beschreibt Mitgefühl, Sorge für den anderen und Einfühlungsvermögen, manchmal wird auch von »Herzenswärme« gesprochen.

Liebevolle und aufmunternde Worte können innerlich manchmal mehr wärmen als ein Kachelofen. Manchmal wird einem buchstäblich »warm ums Herz«, wenn man sich geliebt und akzeptiert fühlt. Hingegen löst die frostige Miene eines Mitmenschen Unbehagen aus. »Eises Härte« oder »Eisiges Schweigen« herrscht, wenn Menschen sich anfeinden und nicht mehr miteinander sprechen.

Wärme und Geborgenheit werden oft in einem Atemzug genannt. Das ist auch logisch, denn so beginnt ein menschliches Leben. Wärme und Geborgenheit sind für das Kind im Mutterleib untrennbar miteinander verbunden. Wenn für jemanden gesorgt wird, geht es sowohl um die zwischenmenschliche als auch um die tatsächliche Wärme. Jemand, dem es nicht gut geht oder der krank ist, wird in warme Decken gehüllt und bekommt eine warme Suppe oder Hühnerbrühe angeboten.

Wärme kann Trost spenden und das hat sicherlich etwas mit der tief verwurzelten Gemeinsamkeit von Wärme und Geborgenheit zu tun. Wärme kann Schmerzen lindern, weil sie Verkrampfungen löst. Wärme kann auch ein Zeichen für Entspannung sein und darauf bezieht sich die Wärme-Übung im Autogenen Training. Weil Wärme, Wohlbefinden und Geborgenheit so eng miteinander verknüpft sind, wirkt die Wärme-Übung nicht nur körperlich entspannend, sondern fördert auch das seelische Wohlbefinden.

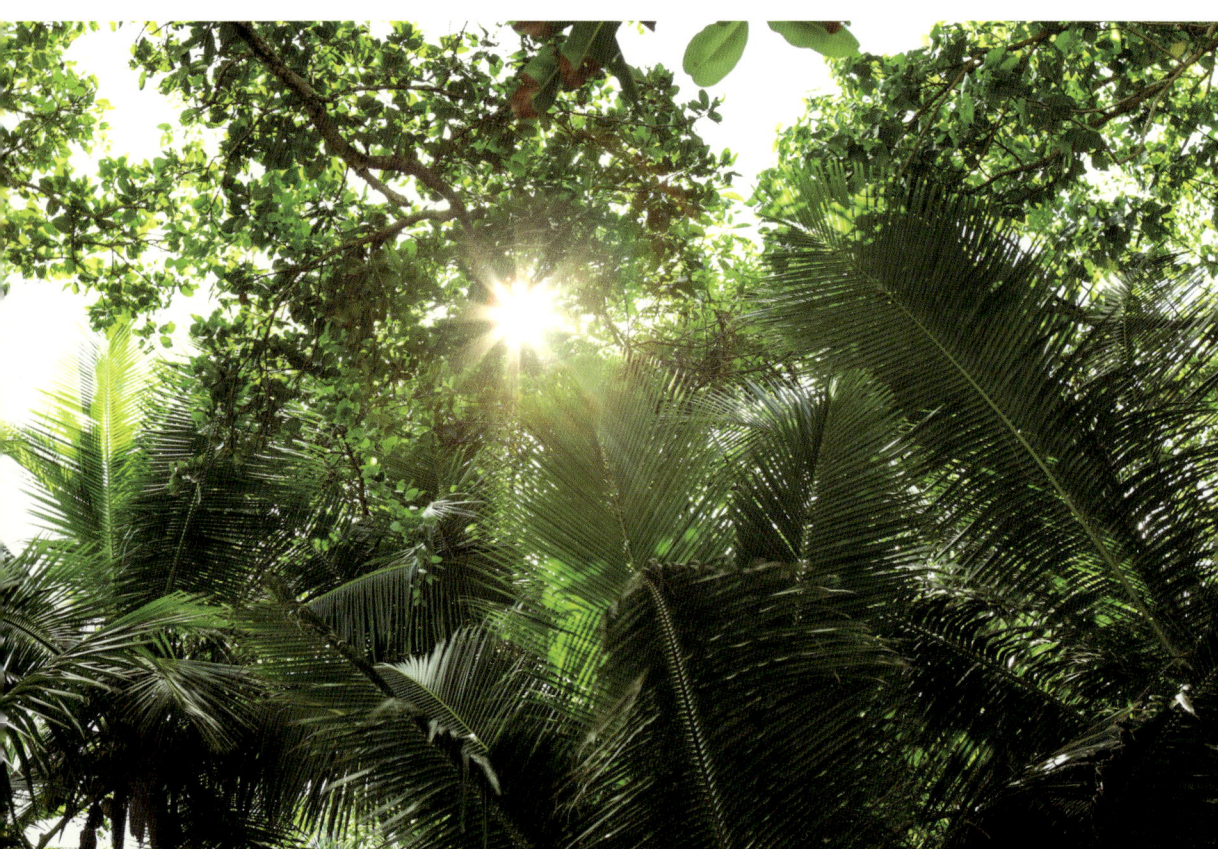

Wärmeregulation und Blutkreislauf

Die Wärmeregulation des menschlichen Körpers ist ein ziemlich kompliziertes Geschehen. Ihre Funktionsweise kann am ehesten mit einem von Thermostaten geregelten Heizungssystem verglichen werden. Gehirn, Nerven, Herz, Blutgefäße und andere Strukturen arbeiten bei der Wärmeregulation eng zusammen.

Das im Gehirn befindliche Temperaturzentrum ist sozusagen die »Leitzentrale« bei der Temperaturregulation. Es arbeitet mit verschiedenen Strukturen auf unterschiedlichen Ebenen zusammen und bekommt über temperaturfühlende Sinneszellen und Nervenbahnen immer wieder Rückmeldungen über den Istzustand der Temperatur im gesamten Körper.

Das Temperaturzentrum ist über Nervenzellen und Nervenbahnen eng mit anderen Hirnstrukturen verschaltet, auch mit den Strukturen, die für die Stressregulation verantwortlich sind. Das Temperaturzentrum möchte die Körperkerntemperatur bei einem Sollwert von möglichst 37°C halten, weil die lebenswichtigen inneren Organe wie Herz, Leber und Nieren und natürlich auch das besonders empfindliche Gehirn bei dieser Temperatur am besten funktionieren. Steigt die Körperkerntemperatur beispielsweise auf etwa 39°C an, arbeitet das Temperaturzentrum auf Hochtouren und der Körper kann seine Temperatur nur kurz durch intensives Schwitzen vor einem weiteren Anstieg bewahren. Voraussetzung für das Schwitzen ist eine gesteigerte Durchblutung der Haut und der darunter liegenden Strukturen.

Der Körper kann über eine Regulation der Durchblutung Wärme umverteilen, Wärme abgeben oder Wärme erhalten. Ein wichtiger Bestandteil für die Wärmeregulation sind die Blutgefäße. Sie können je nach Bedarf verengt oder erweitert werden.

Sehr vereinfacht dargestellt passiert bei einem Saunabesuch beispielsweise Folgendes: Durch die Hitze von außen erwärmt sich der Körper. Das zunehmend wärmere Blut gibt dem Temperaturzentrum im Gehirn das Signal, die Körperkerntemperatur wieder senken zu müssen. Die Blutgefäße werden erweitert und es kann mehr Blut pro Zeiteinheit durch sie hindurchströmen. Gleichzeitig bekommt auch das Herz den Befehl, etwas schneller zu pumpen, was den Durchlauf zusätzlich erhöht. Die Haut bekommt den Auftrag zu schwitzen. Die Gefäße werden besser durchblutet, die Wärme wird an die Umgebung der Gefäße bis hin zur Körperoberfläche abgegeben. Die Haut wird feucht und durch die Verdunstung der Schweißflüssigkeit entsteht die erwünschte Verdunstungskälte.

Psychischer Stress und Durchblutung

Stress verursacht eine Anspannung der Muskulatur. Im Zusammenhang mit der Schwere ging es dabei vor allem um die sogenannte Skelettmuskulatur, das heißt die Muskulatur der Arme und Beine, die wir auch willkürlich anspannen und entspannen können.

Die in den Wänden der Blutgefäße enthaltene Muskulatur gehört zu einem anderen Muskeltyp. Sie wird *glatte Muskulatur* genannt und unterliegt im Gegensatz zur Skelettmuskulatur nicht der willentlichen Beeinflussung. Glatte Muskulatur findet sich nicht nur in den Blutgefäßen, sondern auch in den Wänden von Hohlorganen wie dem Magen oder dem Darm.

Die glatte Muskulatur wird von Stress ebenso beeinflusst wie die Skelettmuskulatur. Die Nerven wirken auf die Gefäßwände ein. Sie führen zu einer Anspannung der ringförmigen Muskulatur in den Wänden der Blutgefäße, dadurch wird der Gefäßdurchmesser kleiner, oder bewirken eine Entspannung dieser Gefäßmuskulatur, sodass sich der Gefäßdurchmesser erweitert.

Stress führt zur Anspannung der in den Gefäßwänden enthaltenen ringförmigen Muskulatur, und der Gefäßdurchschnitt wird enger. Wenn ein Gefäß enger wird, das transportierte Blutvolumen aber gleich bleiben soll, muss der Druck steigen. Das ist einfache Physik und zugleich die vereinfachte Erklärung dafür, dass dauerhafter Stress mit dauerhafter Engerstellung der Gefäße einen Bluthochdruck zur Folge hat.

Durch die stressbedingte Verengung der Blutgefäße kann die Durchblutung auch verringert sein. Eine verminderte Durchblutung sorgt häufig für weniger Wärme in den zu versorgenden Regionen des Körpers. Auch hier versorgt uns der Volksmund wieder mit einer Weisheit, wenn davon gesprochen wird, dass jemand vor Angst (die ja eindeutig Stressreaktionen auslöst) »kalte Füße bekommt«. Vielleicht haben Sie

auch schon einmal folgenden Spruch gehört: »Ein kühler Kopf und die Füße warm, machen dich gesund und den Doktor arm.«

Wenn während des Autogenen Trainings in den Armen, Beinen oder später auch im gesamten Körper ein angenehmes Wärmegefühl spürbar wird, spricht dies für eine zunehmende Entspannungsreaktion.

Das Schöne ist, es funktioniert auch umgekehrt. Auch wenn Sie (noch) nicht entspannt sind, können Sie sich in einer entspannten Körperhaltung und unter ruhigen Bedingungen die Wärme vorstellen. Die Vorstellung verwirklicht sich, sie verwandelt sich langsam in eine Tatsache, die Muskulatur der Gefäßwände entspannt sich, die Gefäße werden etwas weiter und die durch sie versorgten Körperregionen werden wärmer, was wiederum wahrgenommen werden kann und die Entspannungsschleife verbessert. Diese Entspannungsreaktion wird sich mit zunehmender Übungserfahrung auf den ganzen Körper ausbreiten.

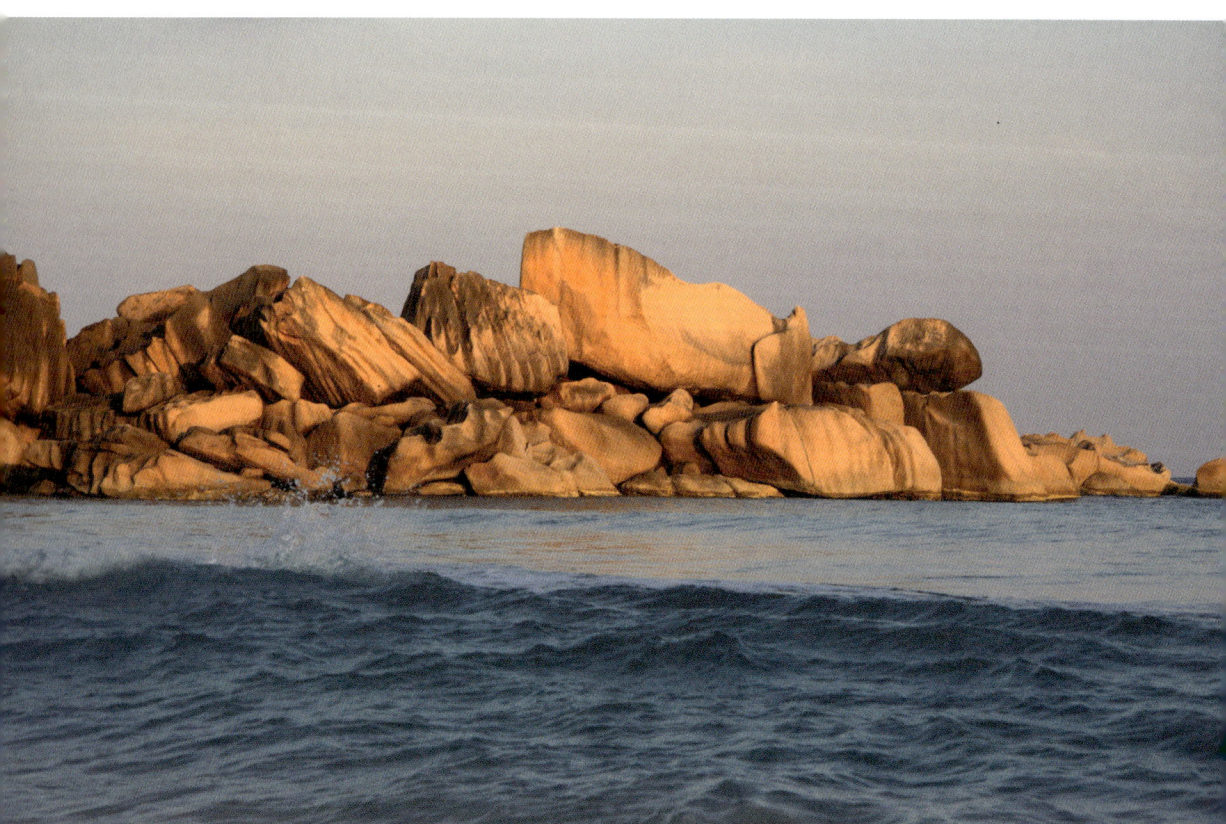

Die bildliche Vorstellung von Wärme

Wie bei der Schwere-Übung, so hat es sich auch bei der Wärme-Übung bewährt, sich vorab zu überlegen, wie sich angenehme Wärme vorstellen lässt. Einige Möglichkeiten habe ich weiter vorn in der Genuss-übung vorgestellt, wie das Spüren von wärmenden Sonnenstrahlen auf der Haut oder das Liegen am Strand im sonnenwarmen Sand.

Überlegen Sie, wie Ihre ganz persönliche Vorstellung von angenehmer Wärme aussehen könnte. Bewährte Vorstellungen sind sommerliche Wärme, Sonnenstrahlen oder warmes Wasser. Sie können die Wahrnehmung der Wärme unterstützen, indem Sie vor dem Autogenen Training ein warmes Armbad machen oder das Training nach einem warmen Bad in Ihrer Badewanne durchführen.

 Mögliche positive Vorstellungen von Wärme:

✔ wärmende Sonnenstrahlen

✔ warmes Wasser (Badewanne, Thermalbad, Fußbad, Seen oder Meere warmer Länder)

✔ Wärmflasche, Heizkissen

✔ Heizquellen aller Art (Kachelofen, Kamin, Heizstrahler, Heizkörper, Fußbodenheizung)

✔ Lagerfeuer

✔ Sommer

Je positiver, konkreter und lebendiger die Empfindung ist, die Sie mit Ihrer Vorstellung oder Erinnerung verknüpfen, umso besser. Wenn die Vorstellung oder Erinnerung dagegen mit einer unangenehmen Erfahrung verbunden ist, sollten Sie sich lieber ein anderes Bild suchen. Egal wie Sie sich entscheiden, sorgen Sie dafür, dass es sich um Wärme handelt, die besonders für Sie angenehm ist. Damit habe ich auch gleich das Stichwort für die Wärmeregulation während der Übung gegeben. Die Wärme soll angenehm sein. Die eine friert schnell und mag es vielleicht gern etwas wärmer, während der andere sowieso zum Schwitzen neigt und eine zusätzliche Wärmevorstellung gar nicht braucht.

Die Formeln

Die Wärmeformel umfasst zwei Vorstellungen, die des Armes und die der Wärme. Wie auch schon bei der Schwere, konzentrieren Sie sich zunächst auf Ihren Arbeitsarm. Bei Rechtshändern ist dies der rechte Arm, bei Linkshändern der linke Arm.

Wenn Sie sitzen, spüren Sie Ihren Arm dort, wo er auf dem Oberschenkel aufliegt. Sie spüren entweder die Handfläche oder den Unterarm auf dem Oberschenkel. Auch wenn Sie die Augen geschlossen halten, wissen Sie relativ sicher, wie und wo der Arm aufliegt. Nun stellen Sie sich möglichst lebhaft die Wärme in diesem Arm vor. Registrieren Sie das schwere, warme und entspannte Aufliegen Ihres Armes auf Ihrem Oberschenkel.

Die dazugehörige Übungsformel lautet:

»Rechter (linker) Arm warm«

oder:

»Rechter (linker) Arm angenehm warm«

oder:

»Rechter (linker) Arm ganz warm«

Sehr beliebt sind auch die Formeln:

»Rechter (linker) Arm strömend warm«

oder:

»Rechter (linker) Arm angenehm strömend warm«

Man kann sich dabei gut vorstellen, wie die Wärme durch den Arm strömt und sich schließlich weiter strömend über den ganzen Körper ausbreitet.

Welche dieser Formeln Sie benutzen möchten, bleibt Ihnen überlassen. Wenn Sie sich spontan für keine entscheiden können, probieren Sie sie einfach nacheinander aus. Nach dem inneren Aussprechen der Formel nehmen Sie in aller Ruhe wahr, wie sich bei Ihnen im Arm das Wärmegefühl einstellt und wo Sie es am deutlichsten spüren.

Stellen Sie sich die Formel ungefähr fünf- oder sechsmal vor. Konzentrieren Sie sich dabei auf Ihren Arm und auf das sich entwickelnde Wärmegefühl, wenden Sie sich Ihrem Arm in freundlicher Aufmerksamkeit zu.

Wie schon bei der Schwere, ist es von Mensch zu Mensch sehr verschieden, wo sich das Wärmegefühl zuerst einstellt, und es kann auch von Übung zu Übung variieren. Bei regelmäßigem Üben werden Sie schon bald die Wärme in Ihrem Arm immer deutlicher wahrnehmen und ganz spontan macht sie sich oft auch schon im anderen Arm bemerkbar.

Anleitung zur AT-Übung mit Schwere und Wärme

Nachdem Sie nun die Formeln für die Wärme kennengelernt haben, schlage ich Ihnen eine Übung im Sitzen vor. Die Ruheformel, die am Beginn und am Ende jedes Trainings steht, kennen Sie von der Schwere-Übung. Jetzt taucht sie nicht nur am Anfang und am Ende auf, sondern steht auch zwischen der Schwere- und der Wärmeformel und verknüpft diese beiden Übungsteile sozusagen miteinander.

Mit dem Rücknahmekommando »Arme fest! Tief atmen! Augen auf!« werde ich die Übung wieder beenden. Die Indifferenzformeln können Sie bei Bedarf selbstständig benutzen. Sollten Sie sich während der Übung durch Gedanken oder Geräusche abgelenkt fühlen, greifen Sie auf die Indifferenzformel »Geräusche ganz gleichgültig« oder »Gedanken ganz gleichgültig« oder auch auf die Kombination »Geräusche und Gedanken ganz gleichgültig« zurück. Gern wird auch die Formel »Gedanken kommen und gehen wie Wolken am Himmel« benutzt. Sollten Sie die Übung vorzeitig beenden müssen, können Sie das jederzeit mit der Rücknahmeformel tun.

Die zweite Übung des Autogenen Trainings: Schwere und Wärme

Setzen Sie sich in der von Ihnen bevorzugten Übungshaltung hin. Beginnen Sie mit einigen Anspannungs- und Lockerungsübungen, um den Unterschied zwischen Anspannung und Entspannung zu spüren. Lockern Sie zunächst Ihre Schultern und Arme. Rollen Sie dazu Ihre Schultern einige Male vorwärts und rückwärts. Ziehen Sie sie hoch und lassen Sie sie wieder sinken. Schütteln Sie die Arme Richtung Fußboden locker aus. Anschließend strecken Sie beide Arme nach oben; öffnen und schließen Sie die Hände einige Male zur Faust, während Sie sie nach oben gestreckt halten. Spüren Sie beim Faustschluss die Anspannung in den Händen und in den Armen. Spüren Sie: Das ist Spannung! Registrieren Sie beim Öffnen der Faust, wie die Spannung nachlässt. Spüren Sie: Das ist Entspannung! Wiederholen Sie das einige Male.

Vielleicht bemerken Sie schon, wie die noch immer nach oben gestreckten Arme langsam schwerer werden. Nehmen Sie die Arme nun wieder nach unten und nehmen Sie eine bequeme Übungshaltung ein. Schließen Sie die Augen. Spüren Sie, wie Ihre Atmung nach der kleinen sportlichen Einlage langsam zur Ruhe kommt …

Ich bin ganz ruhig …

Richten Sie nun Ihre Aufmerksamkeit auf Ihren Arbeitsarm. Spüren Sie die Auflagefläche des Armes oder der Hand auf Ihrem Oberschenkel. Spüren Sie die Eigenschwere Ihres Armes. Registrieren Sie, wo Sie die Schwere Ihres Armes am deutlichsten wahrnehmen können, die Schwere als Maß für die Entspannung Ihrer Muskulatur …

Rechter (linker) Arm schwer …

Rechter (linker) Arm schwer …

Rechter (linker) Arm ganz schwer …

Rechter (linker) Arm ganz schwer …

Rechter (linker) Arm angenehm schwer …

Rechter (linker) Arm angenehm schwer …

Ich bin ganz ruhig … Ruhe kommt ganz von selbst …

Bleiben Sie mit Ihrer Konzentration bei Ihrem Arbeitsarm und stellen Sie sich vor, Ihr Arm ist warm, strömend warm. Mit jeder Pulswelle wird er warm durchströmt, angenehm warm durchströmt. Spüren Sie die Wärme Ihres Armes. Beobachten Sie, wo Sie die Wärme Ihres Armes am deutlichsten wahrnehmen können, die Wärme als Maß für die Entspannung Ihrer Blutgefäße …

Rechter (linker) Arm warm …

Rechter (linker) Arm warm …

Rechter (linker) Arm ganz warm …

Rechter (linker) Arm angenehm warm …

Rechter (linker) Arm angenehm strömend warm …

Rechter (linker) Arm angenehm strömend warm …

Ich bin ganz ruhig … Ruhe kommt ganz von selbst …

… und nun beenden Sie die Übung mit der Rücknahmeformel, um nach dieser kleinen Pause frisch und erholt in Ihren Alltag zurückzukehren:

Arme fest! Tief atmen! Augen auf!

Recken, strecken und dehnen Sie sich ausgiebig und mit Genuss, sodass Sie sich am Ende wieder frisch und aktiv fühlen.

 Track 5

Nehmen Sie sich nach der Übung wieder etwas Zeit für eine Bestandsaufnahme. Was haben Sie gespürt? Wo war die Wärme am deutlichsten wahrnehmbar? Wie ist es Ihnen insgesamt ergangen? Hat etwas gestört? Was war besonders angenehm? Welche der von mir vorgeschlagenen Wärmeformeln hat Sie besonders angesprochen?

Die kombinierte Schwere-Wärme-Übung führen Sie wie die Wärme-Übung dreimal täglich durch. Wenn Sie im Liegen trainieren, spüren Sie die Wärme des Armes nicht auf dem Oberschenkel, sondern auf Ihrer Unterlage, weil die Arme locker neben Ihrem Oberkörper liegen. Sollten Sie nach der abendlichen Übung einschlafen wollen, verzichten Sie auf die Rücknahme. Bei Bedarf nutzen Sie zum Einschlafen die Walrosstechnik. Mit dieser einfachen Technik können sich Seitenschläfer nach dem

Üben von der Rücken- in die Seitenlage drehen. In Kapitel 2 erkläre ich, wie das geht.

Befassen Sie sich die nächsten ein bis zwei Wochen während Ihres Autogenen Trainings in aller Ruhe mit der Schwere und der Wärme.

Auch die Wärme hat die Tendenz, sich im gesamten Körper auszubreiten (das sogenannte Generalisieren), so wie die Schwere auch. Schwere breitet sich aus. Wärme breitet sich aus. Manchmal sind Schwere und Wärme auch gar nicht voneinander zu trennen. Das ist auch logisch, denn entspannte und gut durchblutete Muskulatur ist schwer und warm *zugleich*.

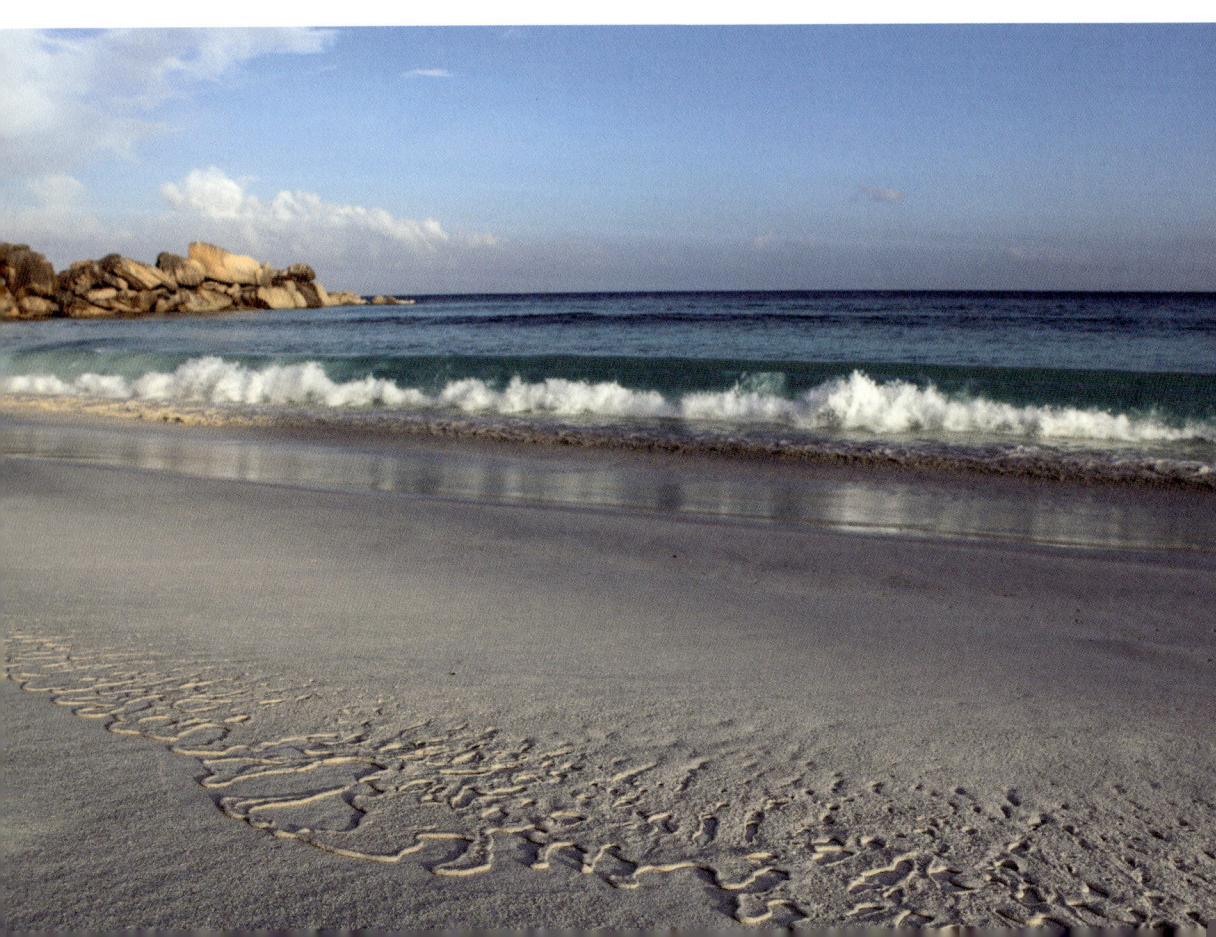

Übung zum Generalisieren: Wie Wärme durch den Körper strömt

Nehmen Sie eine bequeme Sitzhaltung ein und beginnen Sie die Übung so, wie Sie bisher mit Ihrem Autogenen Training immer begonnen haben. Das heißt, Sie führen den Übungsteil für die Schwere mit Ihren bevorzugten Formeln, Vorstellungen und Bildern selbstständig durch.

Ich bin ganz ruhig …

Nun stellen Sie sich vor, angenehm wärmende Sonnenstrahlen treffen auf Schulter und Nacken. So, als ob Sie mit dem Rücken zur Sonne sitzen, während sich der Kopf im Schatten befindet. Schulter und Nacken sind warm, wohlig warm, angenehm warm. Die angenehme Wärme breitet sich von dort aus. Sie strömt über die Schultern, die Oberarme, Ellenbogen, Unterarme und Hände bis in die Fingerspitzen.

Beide Arme angenehm warm … Beide Arme angenehm strömend warm …

Zusätzlich können Sie sich vorstellen, dass sich die strömende Wärme bei jeder Ausatmung verstärkt. Auch wenn es unlogisch klingt, man kann sich durchaus vorstellen, wie die warme Luft während des Ausatmens bis in die Fingerspitzen strömt.

Beide Hände warm … Beide Hände angenehm strömend warm …

Die von den Schultern ausgehende Wärme breitet sich nicht nur über die Arme aus, sondern strömt auch über den Rücken und das Gesäß bis in die Beine. Verstärkt wird das Wärmegefühl in den Beinen durch die schwer und warm auf den Oberschenkeln aufliegenden Hände oder Unterarme. So strömt die Wärme in die Beine und über die Knie und Unterschenkel bis in die Zehenspitzen.

Beide Beine angenehm warm … Beide Beine angenehm strömend warm …

Auch bei der Konzentration auf die Beine kann man sich vorstellen, dass mit jedem Ausatmen ein zusätzlicher Wärmeschub bis in die Zehenspitzen strömt. Wohlige Wärme strömt bis in die Zehenspitzen.

Beide Füße angenehm warm … Beide Füße angenehm strömend warm …

Wem das an Wärme für die Füße noch nicht reicht, der stelle sich ein schönes warmes Fußbad vor, in dem sich die Füße gerade befinden.

Beide Füße angenehm warm … Beide Füße angenehm strömend warm …

Wohlige Wärme strömt bis in die Zehenspitzen.

Ich bin ganz ruhig …

Lassen Sie sich noch ein wenig Zeit, um die Wärme strömen zu lassen. Genießen Sie die Wärme, solange es angenehm ist.

Sie beenden die Übung wieder selbstständig in Ihrem Tempo mit der Rücknahmeformel »Arme fest! Tief atmen! Augen auf!«.

Dritte Übung: Atmung

Bei vielen der ursprünglich eher aus dem fernöstlichen Raum stammenden Meditationstechniken steht die Hinwendung zum eigenen Atem an erster Stelle. Nichts würde dagegen sprechen, das beim Autogenen Training auch zu tun. Was den westlichen geprägten Menschen jedoch oft schwerer fällt als Menschen aus fernöstlichen Kulturkreisen, ist das Loslassen. Und gerade um das Loslassen, das Geschehenlassen geht es bei der Atmung. Man nennt diese Übung zwar Atemübung, aber genau das ist sie nicht. Es geht *nicht* darum, den Atem irgendwie zu beeinflussen; flacher, tiefer, langsamer, schneller oder irgendwie anders zu atmen.

Es geht darum, sich dem Atem zuzuwenden, ihn zu beobachten, sich auf ihn zu konzentrieren und sich seinem Rhythmus zu überlassen. Genau das fällt vielen Menschen aber oft besonders schwer. Die Gefahr, sich dabei unter Druck zu setzen und den Atem doch irgendwie aktiv beeinflussen zu wollen, ist groß. Deshalb steht die Atemübung beim Autogenen Training nicht an erster, sondern erst an dritter Stelle.

Eine neue Wohlfühlübung zur Einstimmung

Bei Gruppenkursen zum Erlernen des Autogenen Trainings wird die am Anfang eines Kurstermins stehende Wohlfühlübung von den Teilnehmern meist schon sehnsüchtig erwartet. Sie bildet nicht nur den Auftakt, um sich auf ein neues Thema einzustimmen, sie dient vor allem auch der Umschaltung vom Alltagsleben auf die Arbeitsatmosphäre im Kurs. Wenn Sie möchten, können Sie es gern ähnlich handhaben.

Sie können die Wohlfühlübung zur Einstimmung in den jeweiligen Abschnitt nutzen. Sie können sie aber auch immer dann anwenden, wenn es Ihnen guttun würde, vom Alltag abzuschalten und sich in eine entspannte Stimmung zu versetzen. Dafür können Sie sich auch etwas mehr Zeit nehmen als die täglichen etwa dreimal drei Minuten für Ihr Autogenes Training.

Auch diese Wohlfühlübung wird mit der Rücknahmeformel »Arme fest! Tief atmen! Augen auf!« beendet. Sie aktivieren Arme und Beine, atmen tiefer und öffnen schließlich die Augen.

Und jeder Atemzug vertieft die innere Ruhe – eine Wohlfühlübung

Sie können diese Wohlfühlübung im Sitzen oder im Liegen durchführen. Nehmen Sie sich ungefähr zehn Minuten Zeit, während der Sie möglichst nicht gestört werden sollten. Machen Sie vorher einige Lockerungsübungen und setzen oder legen Sie sich anschließend bequem hin. Schließen Sie die Augen.

Sie müssen jetzt nichts tun, niemand will etwas von Ihnen. Überlassen Sie sich ganz dem, was geschieht, es ist gut so. Beginnen Sie die Übung mit einer kleinen gedanklichen Reise durch Ihren Körper. Legen Sie während Ihrer Reise Ihr Augenmerk vor allem darauf, dass Ihre Sitz- oder Liegehaltung bequem ist und korrigieren Sie sie gegebenenfalls. Wandern oder reisen Sie in Ruhe, nehmen Sie sich die nötige Zeit.

Wenn sich Ihre Sitz- oder Liegehaltung angenehm und bequem anfühlt, richten Sie Ihre Aufmerksamkeit auf die Atmung. Spüren Sie, wie Ihre Atmung langsam zur Ruhe kommt. Geräusche und Gedanken sind ganz gleichgültig. Spüren Sie Ihrem Atem nach. Was geschieht beim Einatmen? Was geschieht beim Ausatmen? Richten Sie Ihre Aufmerksamkeit ganz allein auf Ihre Atmung und das, was beim Atmen geschieht. Überlassen Sie sich Ihrer Atmung, lassen Sie geschehen, was geschieht, es ist gut so.

Und jeder Atemzug vertieft die innere Ruhe ...

Sollte Sie noch etwas beschäftigen oder stören, lassen Sie es mit jedem Ausatmen einfach von sich strömen. Lassen Sie alles Störende mit jedem Ausatmen aus sich herausfließen. Und jeder Atemzug vertieft die innere Ruhe. Ein angenehmes Gefühl von Ruhe breitet sich aus. Ein ... aus ... ein ... aus ...

Und jeder Atemzug vertieft die innere Ruhe ...

Jetzt möchte ich Sie zu einem kleinen Spaziergang einladen. Suchen Sie sich in Ihrer Erinnerung oder in der Vorstellung einen Ort, der für Sie mit Entspannung und Ruhe verbunden ist. Vielleicht sitzen oder spazieren Sie an einem Meeresstrand, rhythmisch und regelmäßig laufen die Wellen im flachen Wasser aus. Das gleichmäßige und wiederkehrende Rauschen macht ruhig. Mit jedem Wellenrauschen breitet sich Ruhe aus und Sie können ein wenig mehr loslassen.

Oder vielleicht sind Sie auf einer Wiese an einem See. Leise plätschern kleine Wellen ans Ufer. Auf dem See befindet sich ein Boot, das auf der glatten Wasseroberfläche langsam vor sich hin dümpelt, sich langsam und ruhig hin und her bewegt, auf und ab. Wenn Sie mögen, setzen oder legen Sie sich in dieses Boot und lassen sich sanft hin und her schaukeln. Sie überlassen sich der leichten und wiegenden Bewegung des Bootes.

Vielleicht sind Sie auch in einem Park oder Garten, setzen sich auf eine Schaukel und wiegen sich mit ihr hin und her, so wie es Ihnen angenehm ist. Wer lieber liegen möchte, kann sich das Gleiche mit einer Hollywoodschaukel im Liegen vorstellen. Egal wo Sie sich befinden, lassen Sie den wiegenden Rhythmus auf sich wirken. Stellen Sie sich vor, wie Sie sich immer mehr in die Ruhe hineinwiegen.

Und jeder Atemzug vertieft die innere Ruhe ...

Bleiben Sie an Ihrem Ort, solange es Ihnen angenehm ist. Genießen Sie die Ruhe. Genießen Sie das rhythmische Rauschen der Wellen am Strand. Genießen Sie das leichte Hin- und Herschaukeln Ihres Bootes auf dem See oder die wiegende Bewegung Ihrer Schaukel. Vielleicht gelingt es Ihnen sogar, den wiegenden Rhythmus des Bootes oder der Schaukel oder das regelmäßige Meeresgeräusch mit Ihrem Ausatmen zu verbinden. So können Sie mit jedem Ausatmen noch etwas mehr loslassen und entspannen. Und jeder Atemzug vertieft die innere Ruhe.

Nun bereiten Sie sich auf das Ende der Übung vor. Verabschieden Sie sich von Ihrem Ort der Ruhe, um wieder ins Hier und Jetzt zurückzukehren. Beenden Sie die Übung mit der Rücknahmeformel, um nach dieser kleinen Pause frisch und erholt in Ihren Alltag zurückzukehren: »Arme fest! Tief atmen! Augen auf!« Recken, strecken und dehnen Sie sich ausgiebig und mit Genuss, sodass Sie sich am Ende wieder wach und aktiv fühlen.

 Bonus-Track 3

Wie ist es Ihnen ergangen? Welchen Ort der inneren Ruhe haben Sie für sich gefunden? Konnten Sie mit dem rhythmischen Auf und Ab, mit dem regelmäßigen Hin und Her etwas anfangen? Dass das Ganze etwas mit der Atmung zu tun haben soll, habe ich Ihnen angekündigt. Die Atmung ist ja ebenfalls ein rhythmisches Geschehen. Mit etwas Fantasie kann man sich das Ein- und Ausatmen ebenfalls wie eine wiegende Bewegung vorstellen. Hin und her wiegen beruhigt. Das weiß jeder, der schon einmal einen schreienden Säugling auf dem Arm hatte. Instinktiv werden unruhige Säuglinge und Kleinkinder sanft geschaukelt. Und nicht umsonst gibt es Wiegen für kleine Kinder, weil das leichte Schaukeln eine beruhigende und Schlaf fördernde Wirkung hat. Ähnlich können Sie sich mit Ihrem eigenen Atem in die Ruhe und Entspannung wiegen.

Das Atemerlebnis

Weil es beim Autogenen Training nicht darum geht, die Atmung zu beeinflussen, kann der Begriff »Atemübung« leicht missverstanden werden. Der Begriff »Übung« bedeutet umgangssprachlich, dass etwas trainiert und verändert werden soll. Beim Autogenen Training soll man sich der Atmung passiv zuwenden, sie einfach geschehen lassen. Deshalb wird statt des Begriffs »Atemübung« auch gern der Begriff »Atemerlebnis« benutzt.

Atmung und Gefühlsleben

Die enge Kopplung zwischen Atmung und Gefühlsleben zeigt sich umgangssprachlich in vielen Formulierungen. So verschlägt es jemandem den Atem, jemandem bleibt vor Schreck die Luft weg oder einem anderen stockt vor Empörung der Atem. Wer nicht mehr kann, dem geht die Puste aus. »Tief durchatmen« bekommt jemand zu hören, der sich erst mal beruhigen soll, und »Halt die Luft an« derjenige, der ruhig sein soll.

Atemberaubend kann der Blick auf ein Naturschauspiel sein, langatmig dagegen ein ödes Theaterstück. Einen langen Atem haben bedeutet, geduldig zu sein. Als atemlos wird ein Mensch beschrieben, der durch sein Leben hetzt oder jedem Ereignis hinterherhechelt.

Dass Atmung und Gefühle eng miteinander verbunden sind, liegt an der engen Vernetzung von Atemzentrum, Stresszentrum und Gefühlszentrum im Gehirn. Außerdem beeinflusst das vegetative Nervensystem mit seinen beiden Mitspielern Sympathikus und Parasympathikus nicht nur die Atemtiefe und -frequenz, sondern auch die Weite der Bronchien. Die Aktivierung des Sympathikus führt zu verstärkter Atmung und einer Weitstellung der Bronchien, damit möglichst viel Sauerstoff in kurzer Zeit in die Lunge gelangt und für Arbeit und Leistung zur Verfügung steht. Der Parasympathikus sorgt für Erholung, die Atmung ist ruhig, die Bronchien sind normal weit. Es geht bei der Atmung um das fein abgestimmte Zusammenspiel von Sympathikus und Parasympathikus.

Das Besondere an der Atmung ist, dass sie nicht nur unwillkürlich, sondern bis zu einem gewissen Grad auch willkürlich funktioniert. In gewissem Maße können wir sie also auch beeinflussen, beispielsweise indem wir die Luft anhalten. Dadurch wird kein Kohlendioxid mehr an die Umgebung abgeatmet und kein frischer Sauerstoff aufgenommen. Wenn der Kohlendioxidgehalt im Blut einen bestimmten Wert übersteigt, können wir den Atemreflex aber nicht mehr länger unterdrücken und müssen zwangsläufig wieder Luft holen.

Wenn jemand aus Angst, Panik, Aufregung oder anderem psychischen Druck zu schnell und zu tief atmet, wird das als Hyperventilation beschrieben. Im Gegensatz zum Anhalten der Luft wird hierbei zu viel Kohlendioxid abgeatmet, der Kohlendioxidgehalt im Blut sinkt, dadurch kommt es zu einem Anstieg des pH-Wertes im Blut und später auch zu einer Verschiebung des Verhältnisses bestimmter Blutsalze, was Verkrampfungen, beispielsweise der Finger, zur Folge haben kann. Spätestens wenn eine Ohnmacht eintritt, hört die Hyperventilation auf. (Man muss jedoch nicht bis zur Ohnmacht warten. Sehr hilfreich ist das Ein- und Ausatmen in eine nicht zu große Plastiktüte. Dadurch wird verhindert, dass zu viel Kohlendioxid abgeatmet wird, denn das in die Tüte ausgeatmete Kohlendioxid wird mit dem nächsten Atemzug aus der Tüte gleich wieder aufgenommen.)

Das menschliche Atmungssystem

Wie Sie wahrscheinlich schon vermutet haben, ist ähnlich der Temperaturregulation auch die menschliche Atmung ein komplexes Geschehen. Sie dient nicht nur der Sauerstoffaufnahme in den Körper und der Kohlendioxidabgabe aus dem Körper, sondern ist auch für verschiedene Stoffwechselfunktionen wichtig, beispielsweise für die Regulation des Wassers-, Salz- und Säure-Basen-Haushalts.

Das Atemzentrum befindet sich im Gehirn und hat enge Verbindungen zu anderen Hirnstrukturen, aber auch zu den Organen, die für die Regulation dieser Stoffwechselvorgänge wichtig sind, wie die Lunge und die Nieren.

Im Zusammenhang von Atmung und Autogenem Training ist es sinnvoll zu wissen, dass die Einatmung ein aktiver Vorgang ist, bei dem verschiedene Muskeln im Brustkorb angespannt werden. Eine besonders wichtige Muskelgruppe ist das Zwerchfell, es trennt Brustkorb und Bauchraum voneinander. Durch die Anspannung dieser Muskeln wird der Brustkorb erweitert und die darin befindliche Lunge dehnt sich aus, dabei wird über die Atemwege frische Luft eingesogen.

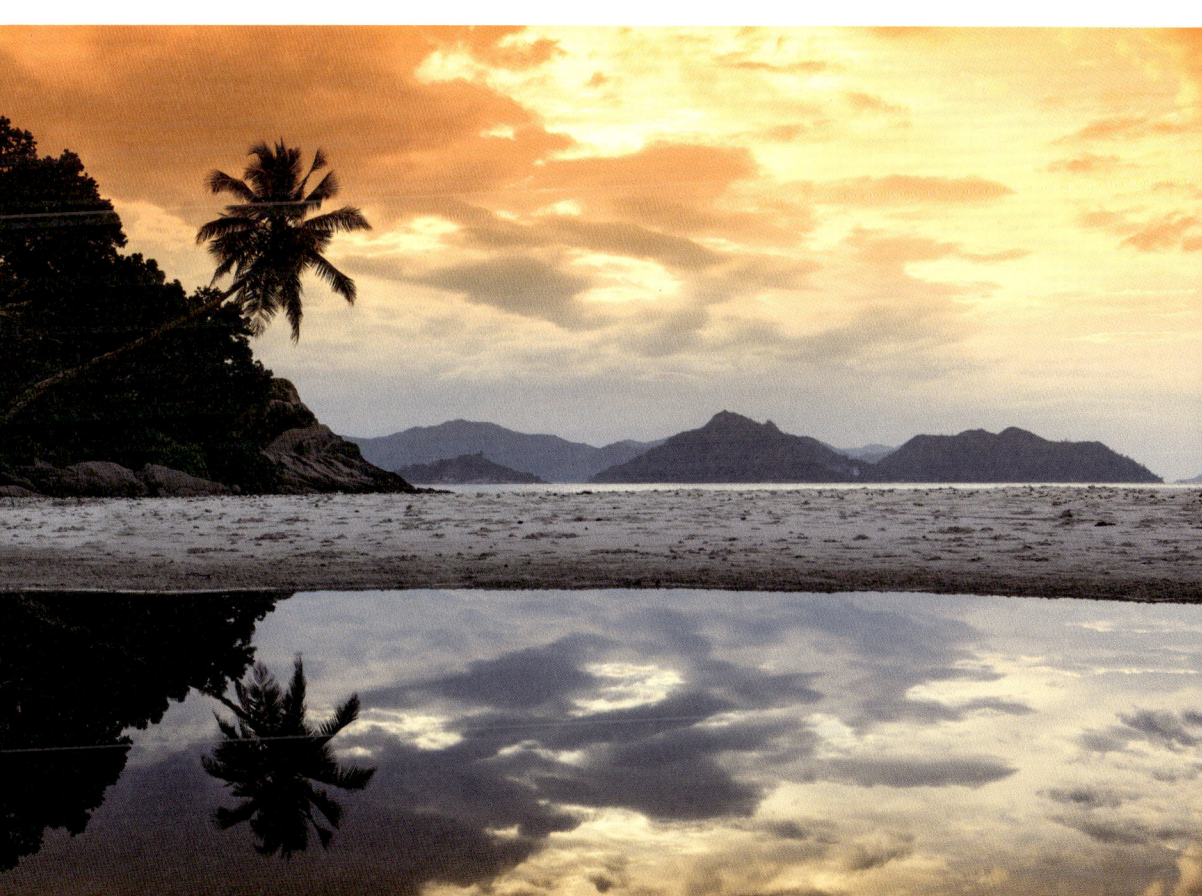

Die Ausatmung ist dagegen ein passiver Vorgang. Die zuvor angespannten Muskeln entspannen sich wieder, das Volumen des Brustkorbs wird kleiner und die verbrauchte Luft kann entweichen. Die aktive Einatmung und die passive Ausatmung funktionieren unwillkürlich, das heißt ohne unseren bewussten Willen.

Zusätzlich lassen sich sowohl das Einatmen als auch das Ausatmen bis zu einem gewissen Grad willentlich verstärken oder verringern. Letztendlich behält aber das Atemzentrum die Kontrolle und sorgt mithilfe des wichtigen Atemreflexes dafür, dass der Sauerstoff- und der Kohlendioxidgehalt im Blut relativ konstant bleiben.

Die Atmung ist zur Beruhigung und Entspannung besonders gut geeignet. Es geht dabei nicht darum, sie irgendwie zu beeinflussen, sondern darum, sich ihr zu überlassen. Mithilfe des rhythmischen Ein- und Ausatmens kann man sich – bildlich gesprochen – in die Entspannung hineinwiegen oder hineinschaukeln. Der eigentlich entspannende Vorgang ist die Ausatmung, denn dabei entspannt sich der zuvor während der Einatmung aktiv gedehnte Brustkorb wieder.

Die bildliche Vorstellung der Atmung

In der Wohlfühlübung am Anfang dieses Abschnitts haben Sie schon einige bildliche Vorstellungen von Atmung bekommen. Überlegen Sie sich nun, wie Ihr Bild für das Atemerlebnis aussehen könnte. Es kann eine Erinnerung, eine Vorstellung oder eine Fantasie sein. Je lebendiger und konkreter die Vorstellung ist, umso besser. Gut geeignet sind rhythmische und regelmäßige Geräusche oder Bewegungen, die mit einer gewissen Beruhigung verbunden sind, wie Meeresrauschen, leise plätschernde Wellen, der Anblick sich leise im Wind hin und her wiegender Baumkronen oder Zweige oder sanft schaukelnde Gegenstände.

 Vorschläge geeigneter Bilder für die Atmung sind:

- ✔ die Sinuskurve der Atmung
- ✔ das leise rauschende Auslaufen von Meereswellen am flachen Strand
- ✔ das ruhige Plätschern der Wellen eines Sees
- ✔ ein sich hin und her wiegendes Boot
- ✔ eine Schaukel, Hängematte oder ein Schaukelstuhl
- ✔ sich leise im Wind bewegende Baumkronen oder Zweige
- ✔ eine Babywiege
- ✔ sich im Wind wiegende Halme eines reifen Kornfeldes

Die Formeln

Vorweg möchte ich noch einmal betonen, dass es bei der Atemübung nicht darum geht, die Tiefe oder Frequenz der Atmung bewusst zu verändern. Es geht um die Unbefangenheit der eigenen Atmung gegenüber. Sie können sich mit Ihrer Atmung in die Ruhe hineinwiegen. Das funktioniert am besten, wenn Sie sich einfach Ihrer Atmung überlassen. Natürlich wird der Atem dann auch ruhiger, wenn Sie sich entspannen. Am besten konzentrieren Sie sich auf Ihre Atmung und lassen den Rest einfach geschehen.

Die dazugehörige Formel des Autogenen Trainings lautet:

»Atem ruhig«

oder:

»Atmung ruhig«

oder:

»Atem/Atmung ruhig und regelmäßig«

oder:

»Atem/Atmung vollkommen ruhig«

Für Menschen mit Schwierigkeiten, sich der eigenen Atmung zu überlassen, ist häufig folgende Formelkombination gut geeignet:

»Es atmet mich. Atem/Atmung ruhig.«

Durch die Formulierung »Es atmet mich« wird die passive Hingabe an die Atmung betont. Ob Sie den Begriff Atem oder Atmung benutzen, bleibt Ihrer persönlichen Vorliebe überlassen. Stellen Sie sich die von Ihnen gewählte Formel ungefähr fünf- oder sechsmal vor.

In der einen Formel taucht das Wort »vollkommen« auf. Wenn Sie mögen, können Sie es zur Verstärkung benutzen. Machen Sie Ihre eigenen Erfahrungen mit den Formeln. Gern können Sie sie während verschiedener Trainingseinheiten nacheinander ausprobieren.

Sehr beliebt ist auch für zwischendurch der Satz:

»Und jeder Atemzug vertieft die innere Ruhe.«

Anleitung zur AT-Übung mit Schwere, Wärme und Atmung

Nachdem ich die Formeln für die Atmung vorgestellt habe, schlage ich Ihnen ein Autogenes Training im Sitzen vor. Die Ruheformel steht wieder am Beginn und am Ende des Trainings und verknüpft die drei Übungsteile der Schwere, Wärme und Atmung miteinander.

Weil das Hauptaugenmerk jetzt auf der Atmung liegt, werde ich die Übungsteile der Schwere und Wärme verkürzen. Vielleicht hat sich die Schwere- und Wärmeempfindung bei Ihnen inzwischen so weit ausgebreitet, dass meine Formulierungen für Sie gerade passend sind.

Die Indifferenzformeln »Geräusche ganz gleichgültig« oder »Gedanken ganz gleichgültig« oder »Geräusche und Gedanken ganz gleichgültig« oder »Gedanken kommen und gehen wie Wolken am Himmel« können Sie bei Bedarf selbstständig benutzen.

Mit dem Rücknahmekommando »Arme fest! Tief atmen! Augen auf!« beenden Sie die Übung wieder. Sollten Sie die Übung vorzeitig beenden müssen, können Sie dies ebenfalls mithilfe der Rücknahmeformel tun.

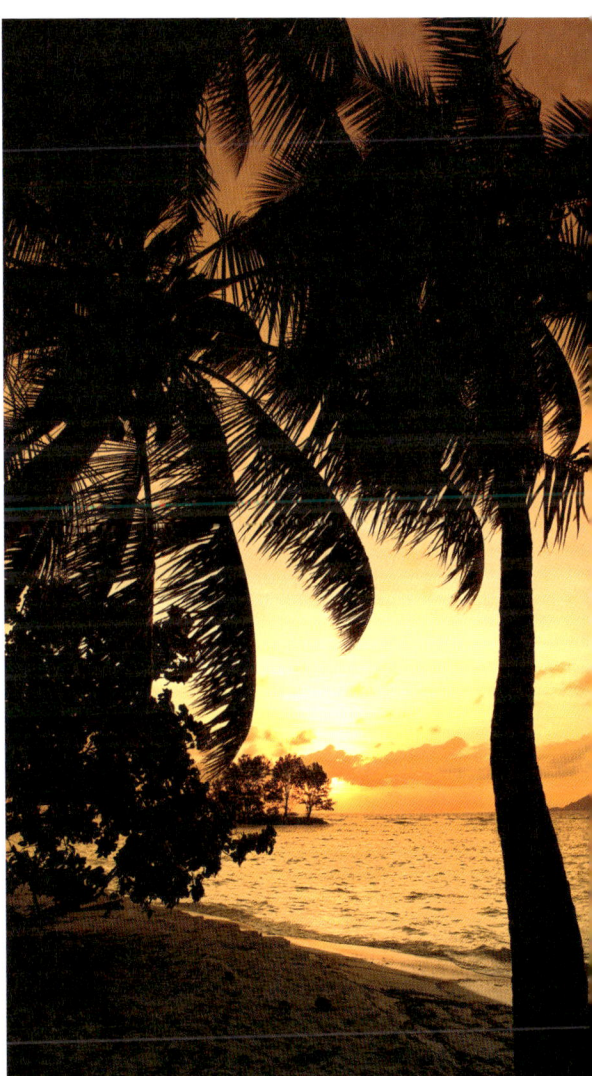

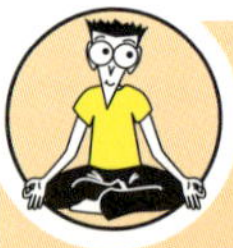

Die dritte Übung des Autogenen Trainings: Schwere, Wärme und Atmung

Setzen Sie sich in der von Ihnen bevorzugten Übungshaltung hin und führen Sie einige Anspannungs- und Lockerungsübungen durch, um den Kontrast zwischen Anspannung und Entspannung zu spüren. Rollen Sie Ihre Schultern einige Male locker vorwärts und rückwärts. Ziehen Sie sie hoch und lassen Sie sie langsam wieder sinken. Schütteln Sie die Arme Richtung Fußboden aus. Strecken Sie beide Arme nach oben; öffnen und schließen Sie die Hände einige Male zur Faust, während Sie sie nach oben gestreckt halten. Spüren Sie beim Schließen der Faust die Anspannung in den Händen und im Arm. Spüren Sie: Das ist Spannung! Registrieren Sie beim Öffnen der Faust, wie die Spannung nachlässt. Wiederholen Sie das einige Male, während die Arme noch immer nach oben gestreckt werden. Spüren Sie, wie die Arme langsam schwer werden. Nehmen Sie die Arme nun wieder nach unten und nehmen Sie eine bequeme Übungshaltung ein. Schließen Sie die Augen. Spüren Sie, wie Ihr Atem langsam zur Ruhe kommt …

Ich bin ganz ruhig …

Spüren Sie, wie die Arme schwer auf den Oberschenkeln liegen:

Beide Arme schwer …

Beide Arme ganz schwer …

Beide Arme angenehm schwer …

Beide Arme angenehm schwer …

Beide Arme angenehm schwer …

Beide Arme angenehm schwer …

Spüren Sie, wie sich die Schwere von den Armen über die Oberschenkel auf beide Beine überträgt:

Beide Beine schwer …

Beide Beine ganz schwer …

Beide Beine angenehm schwer …

Beide Beine angenehm schwer …

Beide Beine angenehm schwer…

Beide Beine angenehm schwer …

Ich bin ganz ruhig …

Spüren Sie, wie Wärme in beide Arme strömt:

Beide Arme warm …

Beide Arme ganz warm …

Beide Arme angenehm warm …

Beide Arme angenehm strömend warm …

Beide Arme angenehm strömend warm …

Beide Arme angenehm strömend warm …

Spüren Sie, wie die Wärme von den Armen über die Oberschenkel weiter
in beide Beine strömt:

Beide Beine warm …

Beide Beine ganz warm …

Beide Beine angenehm warm …

Beide Beine angenehm strömend warm …

Beide Beine angenehm strömend warm …

Beide Beine angenehm strömend warm …

Ich bin ganz ruhig … Ruhe kommt ganz von selbst …

Nun richten Sie Ihre Aufmerksamkeit auf Ihren Atem. Spüren Sie, wie Sie einatmen
und wieder ausatmen. Und jeder Atemzug vertieft die innere Ruhe:

Atem ruhig …

Atem vollkommen ruhig …

Atem ruhig und regelmäßig …

Atem ruhig und regelmäßig …

Atem ruhig und regelmäßig …

Atem ruhig und regelmäßig …

Jeder Atemzug vertieft die innere Ruhe …

Ich bin ganz ruhig …

… und nun beenden Sie die Übung mit der Rücknahmeformel, um anschließend
frisch und erholt in Ihren Alltag zurückzukehren:

Arme fest! Tief atmen! Augen auf!

Recken, strecken und dehnen Sie sich ausgiebig und mit Genuss, sodass Sie sich
am Ende wieder wach und aktiv fühlen.

 Track 6

Nehmen Sie sich nach der Übung wieder einen Moment Zeit für eine kleine Rückschau. Was haben Sie gespürt? Was war angenehm? Was hat gestört? Welche der vorgeschlagenen Formeln für die Atmung fanden Sie am besten?

Auch wenn sich das Schwere- und Wärme-empfinden bei Ihnen noch nicht zuverlässig auf den ganzen Körper ausbreitet, können Sie Ihr Training nun durch das Atemerlebnis erweitern und weiter dreimal täglich jeweils ungefähr drei Minuten trainieren. Oft ist es sogar so, dass sich Schwere und Wärme unter Zuhilfenahme der Atmung besser einstellen oder besser wahrgenommen werden können.

Den richtigen Rhythmus finden

Weil die eigentliche Entspannung in der Phase des Ausatmens stattfindet, lassen sich die Formeln des Autogenen Trainings an diese Phase oft gut anpassen. Grundlage ist immer die Atemkurve.

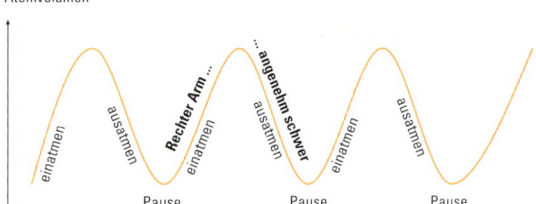

In dem ersten Beispiel habe ich die Formel »Rechter Arm angenehm schwer« an den Atemrhythmus angepasst. Ich denke also während des Einatmens die ersten beiden Worte der Formel »Rechter Arm …«, um dann während des Ausatmens fortzusetzen: »… angenehm schwer«. Die Schwere des rechten Armes wird dabei beim Ausatmen besonders intensiv gespürt. So können Sie sich vorstellen, wie der angesprochene Arm bei jedem Ausatmen noch ein bisschen schwerer wird. Hat sich das Schweregefühl schon generalisiert, stellt man sich die kurze Formel »Schwere« am besten nur während des Ausatmens vor. Genau so können Sie mit den Formeln für die Wärme verfahren.

Auch die Formel »Ich bin ganz ruhig« lässt sich gut an den Atemrhythmus anpassen. Je nachdem, wie schnell oder langsam Sie

atmen und in welchem Tempo Sie sich Ihre Formeln vorstellen, gibt es verschiedene Möglichkeiten. So können Sie in der Phase des Einatmens »Ich bin …« denken und beim Ausatmen fortfahren: »… ganz ruhig«.

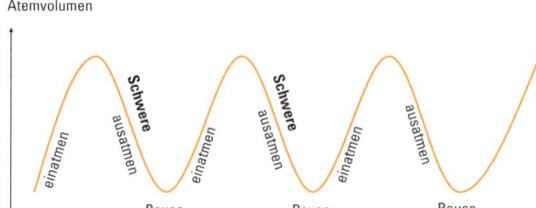

Die beiden letzten Worte können Sie auch so richtig genüsslich in die Ausatemphase hineinlegen und sich vorstellen: »… gaaaaanz ruuuuuhig«. Wenn es Ihr Rhythmus erlaubt, können Sie sich die Formel »Ich bin ganz ruhig« auch nur während des Ausatmens vorstellen.

So lassen sich alle Formeln an Ihren Atemrhythmus anpassen. Das Schöne an Ihrem Atemrhythmus ist, dass Sie sich mit ihm in die Entspannung hineinwiegen können. Auch wenn es sich erst mal etwas ungewohnt anhört, kann ich Ihnen nur raten: Lassen Sie sich diese einmalige Chance nicht entgehen!

»Halbzeit-FAQ«

Hier fasse ich die während der ersten drei Übungen des Autogenen Trainings (Schwere, Wärme, Atmung) häufig auftauchenden Fragen zusammen.

1. **Ich habe manchmal beim Training ein Zucken durch den ganzen Körper und erschrecke mich. Wie kommt das?**

Antwort: Das Zucken ist ein Zeichen für die eintretende Entspannung, beim Autogenen Training nennt man es »autogene Entladung«. Vielleicht haben Sie dieses Zucken auch schon einmal kurz vor dem Einschlafen erlebt, viele Menschen kennen das. Im

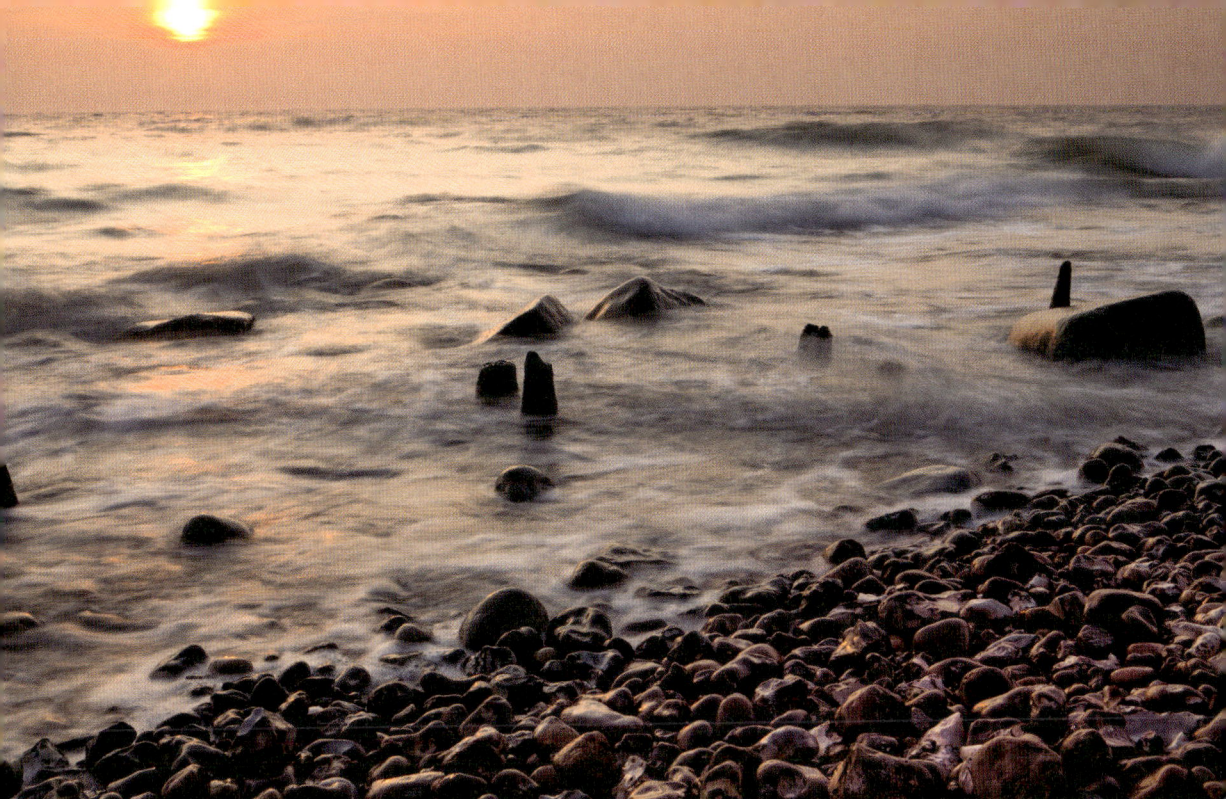

Körper gibt es hemmende und erregende Nervenbahnen. Bei eintretender Entspannung oder bevorstehendem Schlaf werden die hemmenden Bahnen manchmal schneller inaktiviert als die erregenden Nervenbahnen. Deren Impulse können dann vorübergehend überschießend sein und lösen das an sich vollkommen harmlose Zucken aus.

2. Ich schlafe beim Üben schnell ein. Was kann ich dagegen tun?

Dass Sie einschlafen, spricht dafür, dass schnell eine Entspannung eintritt, und das ist prinzipiell erst einmal ein gutes Zeichen. Meist reguliert sich die Entspannungstiefe in den ersten Übungswochen von ganz allein, sodass Sie dann auch nicht mehr einschlafen. Sie können das Wachbleiben unterstützen, indem Sie eine nicht ganz so bequeme Übungshaltung wählen. Zwar kann man auch in der Droschkenkutscherhaltung einschlafen, aber es ist nicht so einfach wie in der Liegehaltung. Außerdem empfiehlt es sich, die Übungen zu einer Tageszeit durchzuführen, in der Sie nicht allzu müde sind.

3. Wenn ich anfange zu üben, werde ich eher unruhig und nervös. Manchmal zittern auch meine Augenlider.

Manchmal kann es zu einer Anfangsunruhe kommen, man nennt sie auch Initialunruhe. Es können dabei auch Herzklopfen, Schwitzen, Zittern oder Übelkeit auftreten, dies sind meist Zeichen von Angst. Wenn die Beschwerden nicht zu stark sind, können Sie ruhig weiterüben, dadurch gehen diese Symptome häufig von ganz allein weg. Oft hilft auch das Flosseln (siehe Kapitel 2) und letztendlich können Sie die Übung jederzeit durch die Rücknahme beenden, Sie behalten also die Kontrolle. Hintergrund dieser Unruhe ist meist Angst oder Unsicherheit, sich auf das Autogene Training einzulassen, sich fallen zu lassen, manchmal auch Angst, die Augen zu schließen. Es muss erst ein bisschen Vertrauen wachsen. Das geschieht am besten, indem Sie sich nicht entmutigen lassen und möglichst gelassen weiterüben. Falls möglich, sprechen Sie mit einer vertrauten Person, die das Autogene Training kennt und die Sie etwas beruhigen kann.

4. Bei der Schwere-Übung fühlen sich meine Glieder eher leicht an als schwer.

Das kann sein und ist wie die Schwere ein Zeichen von Entspannung. Denken Sie an die schweren Baumstämme, die so leicht erscheinen, wenn sie auf dem Wasser schwimmen. Es kann nicht nur ein Gefühl der Leichtigkeit auftreten, sondern das Empfinden für die Gliedmaßen kann sich verändern, sie können sich vergrößert oder verformt anfühlen. Das ist harmlos und liegt daran, dass es während der Entspannung eine veränderte Körperwahrnehmung gibt. Meist gibt sich das nach kurzer Zeit.

5. Ich habe das Gefühl, ich sitze schief, wenn mein Arm schwer wird, und habe Angst, zur Seite zu kippen.

Das Gefühl beruht auf der veränderten Körperwahrnehmung und tritt vor allem in der Anfangsphase auf. Lassen Sie jemanden Ihr Training beobachten und er wird Ihre Befürchtung entkräften.

6. Statt Wärme spüre ich ein Kribbeln.

Das ist vollkommen in Ordnung und ein Zeichen der beginnenden Entspannung und der damit verbundenen verstärkten Durchblutung. Später werden Sie mehr und mehr die Wärme spüren.

7. Bei der Wärme-Übung wird mein Kopf unangenehm warm.

Wenn die Wärme am Kopf Ihnen unangenehm ist, sollte sie auf alle Fälle vermindert werden. Ziel des Autogenen Trainings ist ein schwerer, warmer und entspannter Körper mit einem kühlen, klaren Kopf. Sie können sich das Wärmegefühl im Schulter-Nacken-Bereich abgeschwächt vorstellen, dann bildet dieses Gebiet einen Übergang zwischen dem warmen Körper und dem kühlen Kopf und die Wärme steigt nicht nach oben. Wenn das nicht genügt, können Sie auch die sechste Übung (die Stirnkühle-Übung) aus Kapitel 4 vorziehen.

8. Meine Füße brauchen viel länger für das Gefühl der Wärme als meine Hände.

Das ist normal. Die Füße sind nicht so schnell und so gut ansprechbar wie die Hände. Das hat etwas mit den Strukturen im Gehirn zu tun, die für die Bewegung und Empfindlichkeit der Hände und Füße zuständig sind. Wenn die Füße sehr kalt sind, verhindert außerdem das Temperaturzentrum, dass das kalte Blut zu schnell in die Körpermitte transportiert wird. Geben Sie Ihren Füßen also die Zeit, die sie brauchen.

9. Ich habe das Gefühl, Schwere und Wärme nur in der oberen Körperhälfte zu spüren.

Auch das ist in der Anfangszeit normal, üben Sie gelassen weiter. Sollten sich auch nach einiger Zeit in der unteren Körperhälfte weder Schwere noch Wärme einstellen, versuchen Sie, Ihren Körper beim Üben in die rechte und linke Körperhälfte zu teilen. Sprechen Sie als Erstes die Körperhälfte an, in der sich Ihr Arbeitsarm befindet, und lassen Sie die Empfindungen sich von dort in die ganze Körperseite ausbreiten. Erst wenn das funktioniert, wenden Sie sich der anderen Körperseite zu. Oft funktioniert auch die Bauchübung (siehe Kapitel 4) als hilfreicher »Brückenschlag« zwischen Ober- und Unterkörper.

10. Ich habe während des Trainings Schmerzen.

Hier müsste ich natürlich noch etwas mehr wissen. Allgemein lässt sich sagen, dass Schmerzen während des Trainings meistens durch eine ungewohnte oder falsche Haltung, insbesondere beim Droschkenkutschersitz, verursacht werden. Spannungen im Schulter-Nacken-Bereich sind zu Trainingsbeginn gerade bei der Droschkenkutscherhaltung nicht selten. Sofern sie ein gewisses Ausmaß nicht übersteigen, können Sie beruhigt weiterüben, die Beschwerden klingen nach einigen Tagen ab. Natürlich sollten Sie prüfen, ob Ihre Sitzhaltung korrekt ist und das Training vielleicht zur Abwechslung auch in einer anderen Haltung durchführen. Schmerzen während einer Übung können auch auf ein Störfeld hinweisen, etwa auf eine frühere Verletzung im angesprochenen Bereich. Meist klingen die Beschwerden nach einem kurzen Aufflackern innerhalb weniger Tage ab. Sollten Sie anhaltende Beschwerden haben, sprechen Sie mit Ihrem Arzt darüber. Vielleicht gibt es keinen unmittelbaren Zusammenhang zum Autogenen Training, auch wenn die Beschwerden während des Trainings auftreten.

11. Ich leide an Bronchialasthma. Darf ich die Atemübung machen?

Ja, das dürfen Sie. Die Entspannungsreaktion führt zu einer Beruhigung der Atmung und die Atemluft kann besser ein- und vor allem auch ausströmen. (Die Ausatmung ist der Teil der Atmung, der bei Asthma oft besonders erschwert ist.) Durch Autogenes Training kann eine Asthmaerkrankung deutlich gebessert werden. Manchmal fällt es allerdings schwer, sich der Atmung unbefangen zuzuwenden, sich ihr zu überlassen. Der Umgang mit der Atmung ist belastet, sie wirkt sozusagen wie ein Störfeld und es ist besonders viel Geduld und Gelassenheit nötig.

12. Ich möchte ruhig und regelmäßig atmen, aber dadurch gerät meine Atmung erst recht durcheinander.

Das ist ein Anfangsphänomen beim Atemerlebnis. Weil Sie Ihre Aufmerksamkeit auf die Atmung richten, ist die Unbefangenheit ihr gegenüber vorübergehend gestört. Das gibt sich aber schon nach kurzer Übungszeit und dann können Sie sich wunderbar mit Ihrem Atemrhythmus in die Entspannung wiegen und die Formeln mit Ihrem Atemrhythmus in Einklang bringen.

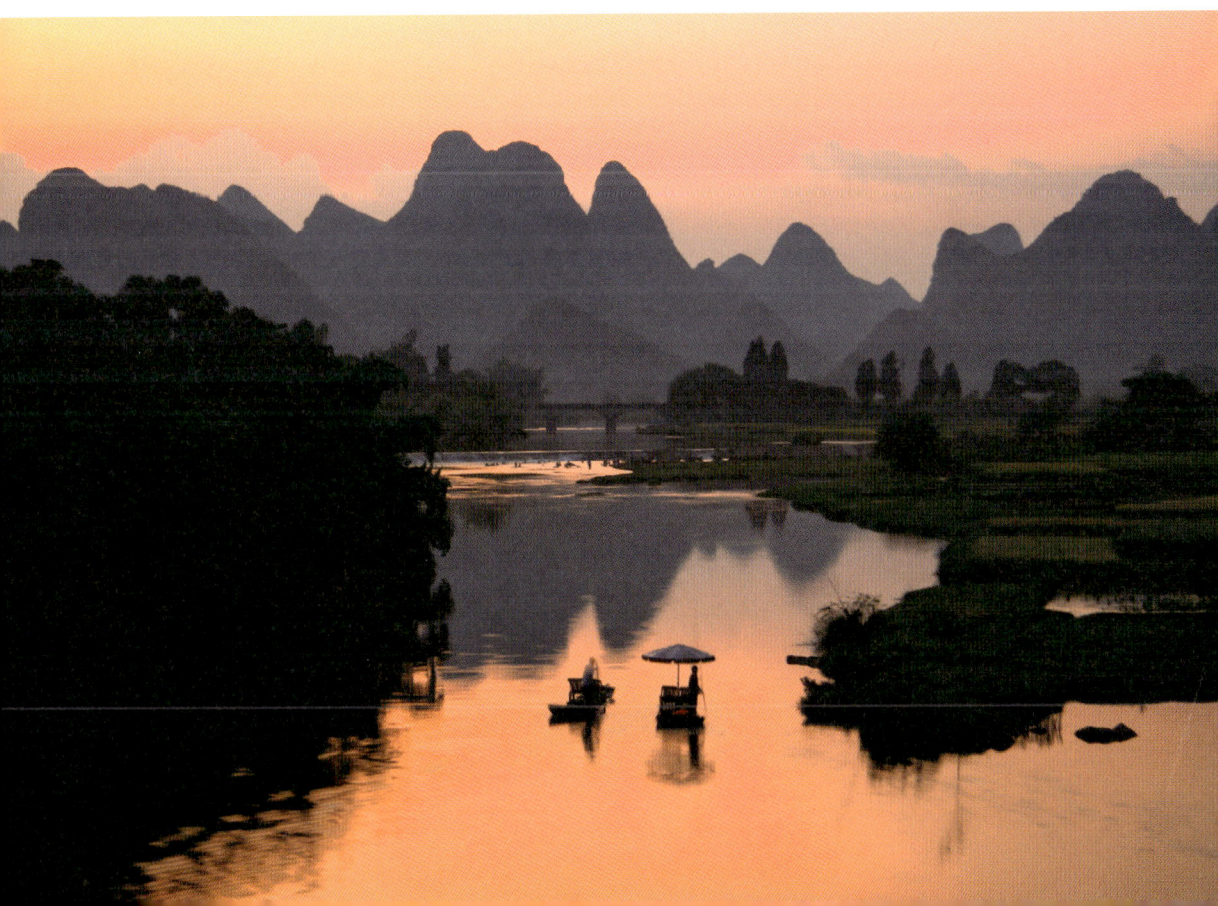

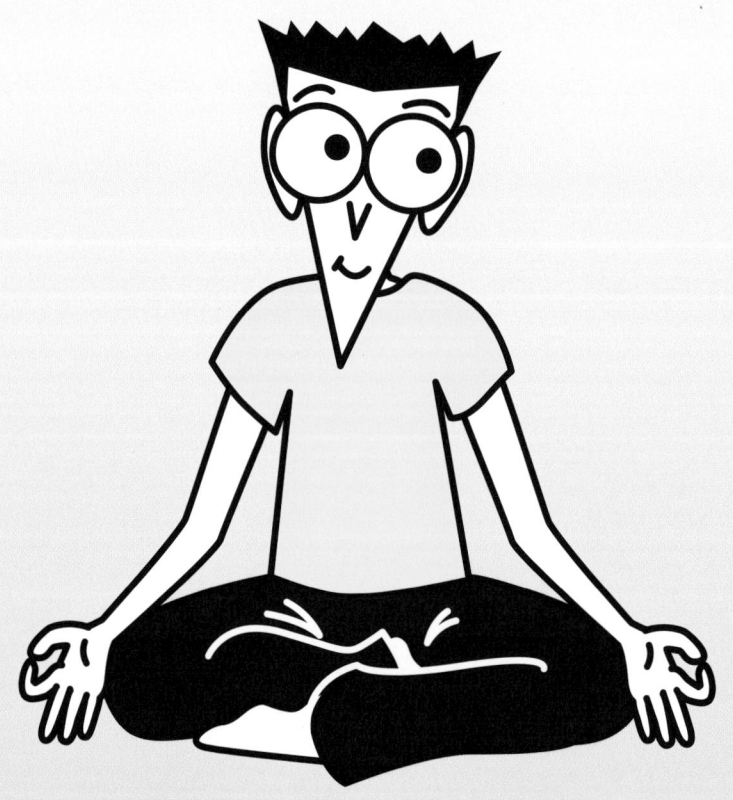

4

Nach der Halbzeit: Herz, Bauch und Kopf

In diesem Kapitel

✔ Die Zuverlässigkeit des Herzens spüren

✔ Das Sonnengeflecht als Ihre kleine »Privatsonne« genießen

✔ Bildliche Vorstellungen im Zusammenhang mit Herz und Bauch

✔ Stirnkühle und die Vorstellung von Frische und Klarheit

✔ Die Formeln des Autogenen Trainings für die Herz-, Bauch- und Kopfübung

Nachdem Sie die ersten drei Grundübungen zu Schwere, Wärme und Atmung gelernt haben, können Sie sich nun den nächsten drei Übungen der Grundstufe widmen. Nutzen Sie auch in dieser Lernphase die bewährten Formeln, die ich Ihnen bei jeder Übung vorstelle.

Vierte Übung: Herz

Als das Autogene Training vor nahezu einhundert Jahren eingeführt wurde, stand die Herzübung vor der Atemübung. Es hat sich dann aber schnell herausgestellt, dass die Atemübung einfacher zu erlernen ist. Denn zum einen ist es für manche Menschen schwierig, ihr Herz überhaupt zu spüren. Andere haben Bedenken, sich mit ihrem Herzen zu befassen.

Ich wünsche Ihnen, dass dieser Abschnitt dazu beitragen kann, solche Bedenken gar nicht erst aufkommen zu lassen oder sie auszuräumen, wenn sie vorhanden waren. Und noch ein Hinweis: Auch Träger eines Herzschrittmachers können das Autogene Training unbedenklich erlernen.

Eine neue Wohlfühlübung zur Einstimmung

Die Wohlfühlübungen unterscheiden sich von den regelmäßig dreimal täglich durchzuführenden AT-Übungen in zwei Punkten: Sie dauern länger und sie lassen mehr Raum für eigene Bilder, Vorstellungen, Erinnerungen und Fantasien. Nehmen Sie sich dafür also ruhig etwas mehr Zeit.

In diesem Buch gebe ich Ihnen verschiedene Beispiele für Wohlfühl- und Genussübungen und leite Sie dabei an, Ihren Ort oder Ihr Bild der inneren Ruhe zu finden. Das werden besonders diejenigen unter Ihnen als hilfreich empfinden, die sich noch nie mit einem Entspannungsverfahren oder mit inneren Bildern beschäftigt haben. Für alle anderen kann es eine Abwechslung oder Erweiterung ihrer bisherigen Entspannungsübungen sein.

Am besten beginnen Sie eine Wohlfühl- oder Genussübung mit einer kleinen Reise durch Ihren Körper, während der Sie Ihre Aufmerksamkeit besonders auf die Lockerung angespannter Körperregionen und auf die richtige und bequeme Übungshaltung richten.

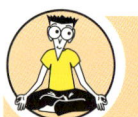

Schritt für Schritt zu mehr Entspannung – Die Entspannungstreppe

Lockern Sie alle Muskelgruppen, die sich bei Ihnen besonders gern anspannen, und reisen Sie durch Ihren Körper, um schließlich in einer bequemen Übungshaltung die Augen zu schließen.

Richten Sie Ihre Aufmerksamkeit auf Ihre Atmung. Lassen Sie mit jedem Ausatmen ein wenig mehr der Dinge los, die Sie eben noch beschäftigt haben. Spüren Sie, wie Sie mit jedem Ausatmen ruhiger werden, schwerer werden, wärmer werden. Und jeder Atemzug vertieft die innere Ruhe …

Wenn sich ein wenig Ruhe in Ihnen ausgebreitet hat, lade ich Sie zu einem Spaziergang ein. Wenn Sie mögen, stellen Sie sich einen Park an einem milden Spätsommertag vor. Große alte Bäume – vielleicht Eichen oder Buchen – spenden Schatten. Ihre dicken Baumstämme strahlen Kraft, Sicherheit und Stärke aus. Gehen Sie ein bisschen in diesem Park spazieren, erkunden Sie ihn. Vielleicht kommen Sie an einer Wiese, an Blumenbeeten oder einem Springbrunnen vorbei. Alles ist gut … Sollten Sie Lust haben, sich auf eine Bank zu setzen, so tun Sie das. Genießen Sie die Ruhe und Stille in diesem Park. Und jeder Atemzug vertieft die innere Ruhe …

Die Ruhe breitet sich weiter in Ihnen aus. Spazieren Sie weiter. Stellen Sie sich vor, Sie kommen an eine Treppe. An eine alte Treppe aus Stein in diesem Park mit den schönen alten Bäumen. Malen Sie sich aus, wie Ihre Treppe aussehen könnte. Wie eine Freitreppe? Mit Ornamenten oder Figuren? Vielleicht schon ein wenig verwittert? Stellen Sie sich eine Treppe vor, so wie Sie sie jetzt gern hinuntergehen würden. Halten Sie noch einen Moment inne, bevor Sie losgehen. Erfassen Sie die Umgebung mit all Ihren Sinnen. Sehen, hören, riechen und fühlen Sie. Und jeder Atemzug vertieft die innere Ruhe …

Gehen Sie eine Stufe nach unten und spüren Sie, wie Sie dabei alles Alltägliche noch mehr loslassen, hinter sich lassen. Bemerken Sie, wie Sie eine Stufe tiefer eintauchen in die Stille und Ruhe des Parks. Halten Sie wieder inne und beobachten Sie. Genießen Sie den Park und genießen Sie die Ruhe, die sich immer weiter in Ihnen ausbreitet. Und jeder Atemzug vertieft die innere Ruhe …

Machen Sie einen weiteren Schritt und gehen Sie eine weitere Stufe nach unten. Lassen Sie mit diesem Schritt wieder ein bisschen los, lassen Sie in diesen Moment alles hinter sich, was Sie eventuell noch bedrückt oder belastet. Alles ist gut … Ruhe breitet sich aus. Sie fühlen sich angenehm schwer und warm und sicher auf Ihrer Treppenstufe. Und jeder Atemzug vertieft die innere Ruhe …

Gehen Sie noch eine Stufe nach unten. Die angenehme Ruhe des Parks umgibt Sie und Sie haben den Eindruck, als hätte die Ruhe mit diesem Schritt noch einmal zugenommen, als seien Sie noch tiefer eingetaucht in Ruhe, Schwere und Wärme. Ruhe, Schwere und Wärme … und jeder Atemzug vertieft die innere Ruhe.

Wie viele Stufen hat Ihre Treppe noch? Wie viele davon möchten Sie noch gehen? Entscheiden Sie selbst, ob Sie innehalten wollen oder ob Sie noch eine Stufe oder mehrere Stufen Richtung Ruhe hinabschreiten möchten. Was Sie auch immer vorhaben, es ist gut. Egal was Sie tun, genießen Sie das, was um Sie herum ist, und genießen Sie das, was in Ihnen geschieht. Und jeder Atemzug vertieft die innere Ruhe …

Genießen Sie, solange Sie mögen und solange es Ihnen angenehm ist. Wenn der Zeitpunkt gekommen ist, den Spaziergang zu beenden, gehen Sie zunächst die Treppe langsam wieder hoch. Gehen Sie wieder Stufe für Stufe und halten Sie auf den einzelnen Stufen kurz inne. Sie lassen die tiefe Ruhe und Stille des tiefer gelegenen Parkteils hinter sich, können aber auch ein wenig davon mitnehmen in Ihren Alltag, in den Sie jetzt langsam zurückkehren. Gehen Sie die Treppe wieder hoch in Ihrem eigenen Tempo, so wie es Ihnen angenehm ist.

Zählen Sie von sechs bis eins. Wenn Sie bei »eins« sind, fühlen Sie sich ganz wach und wohl und frisch und frei. Alle Glieder gehorchen dem Willen und alle Sinne nehmen die Wirklichkeit richtig wahr.

Sechs – die Beine sind leicht.

Fünf – die Arme sind leicht.

Vier und drei – Atmung und Herz sind ganz normal.

Zwei – die Stirn hat normale Temperatur.

Eins – Arme fest, tief atmen, Augen auf!

 Bonus-Track 4

Wie ist es Ihnen ergangen? Konnten Sie sich auf einen Spaziergang im Park einlassen? Wie fanden Sie das Bild mit der Entspannungstreppe? Oder sind Sie woanders gelandet? Was haben Sie erlebt?

Das Bild der Entspannungstreppe wird gern benutzt. Die Vorstellung, sich stufenweise immer noch ein klein wenig mehr zu entspannen und ruhiger zu werden, kommt vielen Menschen sehr entgegen.

Vielleicht ist Ihnen aufgefallen, dass ich zur Rücknahme die erweiterte Rücknahmeformel verwendet habe? Sie bietet sich beim Zurückgehen der Treppe ja geradezu an und ich habe diese Möglichkeit genutzt, sie Ihnen zwischendurch einmal in Erinnerung zu rufen. Außerdem kann gerade bei der Anwendung der Entspannungstreppe eine relativ tiefe Entspannungsreaktion auftreten, sodass die erweiterte Rücknahme angebracht sein kann.

Herzlich willkommen zur Herzübung

Genau wie beim Atemerlebnis geht es auch bei der Herzübung darum, das Herz wahrzunehmen und sich auf dessen Rhythmus einzulassen, ohne ihn beeinflussen zu wollen. Überlegen Sie sich einmal, wie viele Schläge Ihr Herz in Ihrem Leben wohl schon gemacht hat. Das Herz eines Embryos schlägt bereits nach wenigen Lebenswochen und es hört erst am Lebensende eines Menschen damit auf. Die Mathematikfreaks unter Ihnen können gern die ungefähre Zahl ihrer bisherigen Herzschläge errechnen, wenn man mal ganz vereinfacht eine durchschnittliche Herzfrequenz von 80 Schlägen pro Minute zugrunde legt. Schon an einem einzigen Tag schlägt es über 100.000 Mal.

Das Herz ist ein hohler Pumpmuskel. Es zieht sich zusammen und dadurch wird das in den beiden Herzkammern enthaltene Blut in den Körperkreislauf und den Lungenkreis-

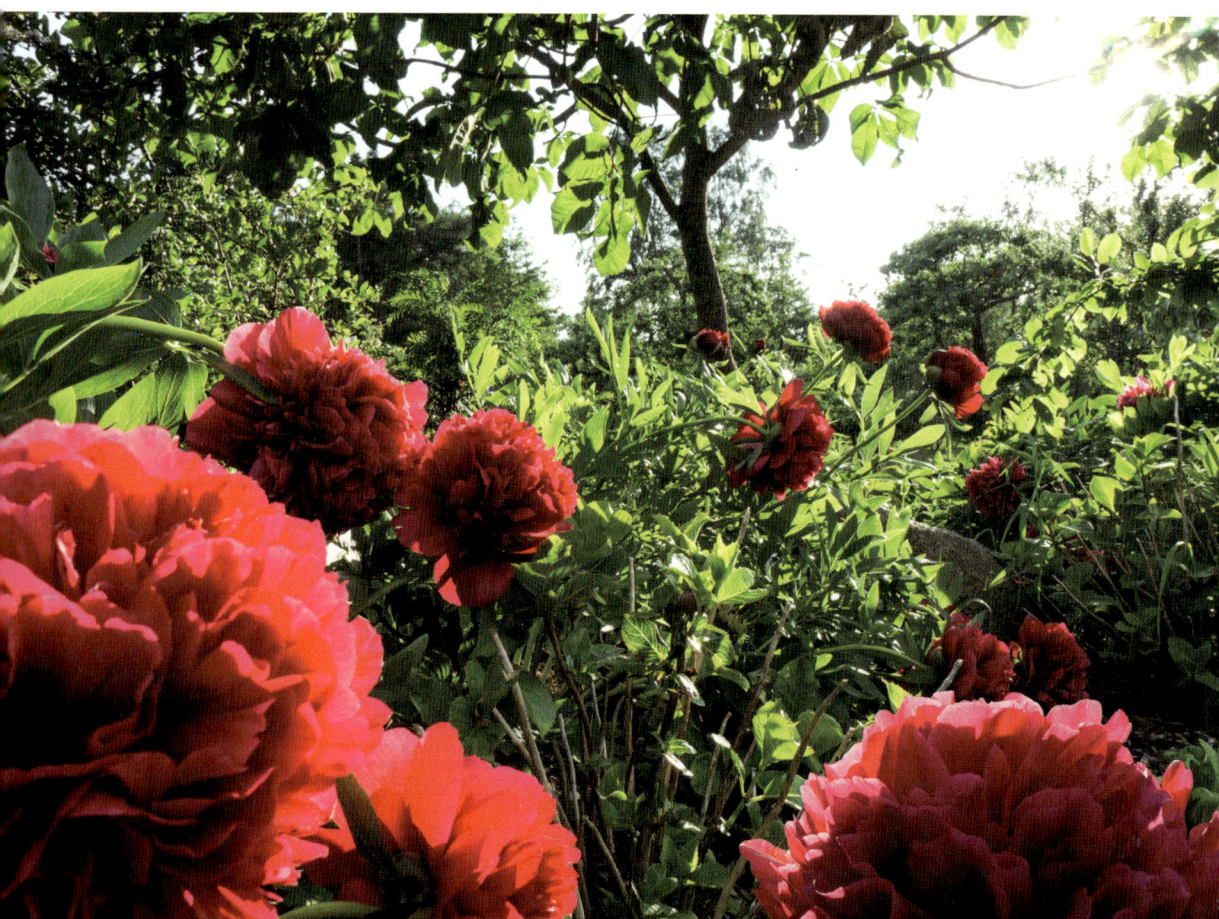

lauf gepumpt. Diese Pumpwelle lässt sich als Puls an verschiedenen Stellen des Körpers spüren.

Das Herz versieht seine Aufgabe sehr zuverlässig und unabhängig vom menschlichen Willen. Während des Nachtschlafs arbeitet es ruhig und in relativ langsamem Rhythmus. Tagsüber schlägt es etwas schneller, um den Anforderungen des Körpers während seiner Aktivität gerecht zu werden. Auch an körperliche Belastungen (Bewegung, Sport) oder seelische Belastungen (Stress, ungelöste Konflikte) kann es sich durch weitere Steigerung seiner Frequenz gut anpassen.

Wenden Sie sich Ihrem Herzen doch einmal in freundlicher Aufmerksamkeit zu. Fragen Sie sich, was Sie sich von Ihrem Herzen wünschen. Loben Sie Ihr Herz dafür, dass es seit Beginn Ihres Lebens täglich und ohne Pause zuverlässig seine Arbeit tut. Sie können das übrigens auch machen, wenn Ihr Herz bereits erkrankt war oder ist. Erstens liegt es ja vielleicht gar nicht am Herzen selbst, dass es krank wurde, und zweitens freut sich ein krankes Herz erst recht über ein bisschen Zuspruch.

Herz und Gefühlswelt

Es findet sich nahezu kein Gefühl, das umgangssprachlich nicht mit dem Herzen in Zusammenhang gebracht werden kann. Als Erstes fällt einem natürlich die Liebe ein. Das Herz ist das Symbol der Liebe, aber auch der Seele und des Mitgefühls. Mein Herz, Herzallerliebste oder Herzblatt sind etwas altmodisch klingende Bezeichnungen für die Liebste. Manch ein Verliebter hat schon sein Herz verloren. Man kann auch dem anderen sein Herz schenken, ihn im Herzen tragen oder sein Herz im Sturm erobern. Eine werdende Mutter trägt ein Kind unter ihrem Herzen.

Viele Adjektive haben etwas mit dem Herzen zu tun: offenherzig, barmherzig, warmherzig, kaltherzig, halbherzig, herz-zerreißend, herzensgut, herzerfrischend oder großherzig.

Vor Schreck kann einem das Herz stehen bleiben oder in die Hose rutschen. Es kann auch vor Freude hüpfen – oder vor lauter Trauer zerreißen. Man kann etwas auf Herz und Nieren prüfen, womit eine besonders sorgfältige Untersuchung gemeint ist. Menschen ohne Mitgefühl haben ein Herz aus Stein. Wer mitfühlen kann, hat das Herz auf dem rechten Fleck.

Dass Gefühle das Herz beeinflussen, wussten unsere Vorfahren also schon zu einer Zeit, als an Untersuchungen über Gefühls- und Stresszentren im Gehirn, über Neurotransmitter oder Stressachsen noch lange nicht zu denken war. Dass das Herz so empfindlich reagiert, hat aber genau damit zu tun, dass es in diese Strukturen so eng eingebunden ist.

Das menschliche Herz-Kreislauf-System

Das Herz und der Blutkreislauf können von der Funktion her nicht voneinander getrennt werden und deshalb spricht man auch vom Herz-Kreislauf-System.

Die Aufteilung beim Autogenen Training in verschiedene Übungen erfolgt wegen der besseren Lernbarkeit. Wenn Sie die einzelnen Übungen kennengelernt haben, können Sie die getrennt angesprochenen Körperteile und -regionen in Ihrer Vorstellung wieder zu einem großen Ganzen zusammenfügen. So wie Sie das wahrscheinlich inzwischen schon mit Schwere und Wärme erlebt haben, die ja im Laufe der Zeit auch zu einem schwer-warmen Gefühl verschmolzen sind.

Das Herz hat besonders enge Verbindungen zum Stresssystem. Das ist auch verständlich, weil es auf alle Anforderungen schnell reagieren muss. Bewegt sich jemand schneller, brauchen die Muskeln mehr Sauerstoff und Nährstoffe, die über den Blutkreislauf dort hingelangen. Das Herz muss also schneller schlagen.

Das Gleiche geschieht bei Stress. Die beiden vom Gehirn aus gesteuerten Stressalarmsysteme wirken auf das Herz. Dabei sind sowohl Hormone beteiligt als auch direkte Nervenfasern des sympathischen und parasympathischen Nervensystems. Der Sympathikus sorgt für Leistungsbereitschaft, der Parasympathikus für Ruhe, Regeneration und Erholung.

Das Herz reagiert auf die Stresshormone und Nerven des sympathischen Nervensystems, indem es schneller schlägt. Man könnte im Umkehrschluss vermuten, dass das Herz immer langsamer schlägt, je größer der Einfluss des parasympathischen Nervensystems ist. Das ist auch so, allerdings nur bis zu einer gewissen Grenze. Eine bestimmte Herzfrequenz wird auch in Ruhe und Entspannung, so auch während des Autogenen Trainings oder während des Schlafes, nicht unterschritten.

Das eigene Herz spüren

Es gibt zwei Sorten von Menschen. Die einen spüren ihr Herz und womöglich sogar jeden Extraschlag, den es tut. Die anderen spüren ihr Herz nicht spontan, selbst wenn sie sich sehr anstrengen. Beides ist in Ordnung, so verschieden sind wir Menschen eben.

Zum Erlernen des Autogenen Trainings ist es von Vorteil, das eigene Herz zu spüren. Manchmal genügt dafür schon, in der Entspannung ein bisschen nach innen zu horchen. Für diejenigen, die ihr Herz trotzdem nicht spüren, gibt es einige Hilfsmittel, die sie nutzen können. Am einfachsten ist es natürlich, den eigenen Puls zu fühlen. Dazu legt man Zeige- und Mittelfinger einer Hand leicht auf die Innenseite des anderen Handgelenks. Den Puls spürt man auf der gedachten Verlängerungslinie von Daumen und Daumenballen. Auch am seitlichen Hals lässt sich der Puls gut fühlen oder

wenn Sie die linke Hand seitlich an den linken Rippenbogen legen. Oder Sie fühlen den Puls der Bauchschlagader, wenn Sie die Hand auf den Bauch legen. Während einer körperlichen Belastung können Sie Ihr Herz fast immer spüren, beispielsweise wenn Sie ein paar Treppen mit zwei Einkaufstüten in der Hand hochsteigen oder dem Bus hinterherrennen. Manche Menschen haben Bedenken, Hemmungen oder gar Ängste, sich ihrem Herzen zuzuwenden. Das kann etwas damit zu tun haben, dass allgemeine Ängste relativ häufig auf das Herz gerichtet werden. Eben weil das Herz so sensibel auf alle Anforderungen reagiert, machen sich einige Menschen schnell Sorgen über ihr Herz. Herz und Angst sind oft eng gekoppelt. Andere haben vielleicht schon einen Herzinfarkt hinter sich oder leiden an hohem Blutdruck, Herzrhythmusstörungen oder Durchblutungsstörungen des Herzens. Auch das löst natürlich Sorgen oder Ängste aus. Sollten Sie zu einer dieser Gruppen gehören, möchte ich Sie zur Herzübung ermutigen. Gerade ein krankes oder vorgeschädigtes Herz möchte sich gern auch mal entspannen und Entspannung tut ihm ausgesprochen gut. Die Durchblutung der Herzkranzgefäße wird verbessert und erhöhte Blutdruckwerte werden gesenkt.

Sind Ihre Bedenken so groß, dass sie Sie an der Entspannung hindern würden, können Sie die Herzübung auch erst mal weglassen oder an die letzte Stelle aller Übungen setzen. Manchmal kommt man über Umwege besser ans Ziel. Lassen Sie dann das Herz einfach da, wo es tatsächlich ist, nämlich links liegen. Aber vielleicht sollten Sie sich auch ein Herz fassen, meinen Rat beherzigen oder es übers Herz bringen, diese Übung wenigstens ein paarmal auszuprobieren. Dann werden Sie vielleicht überrascht feststellen, wie wohltuend es sein kann, die Zuverlässigkeit des eigenen Herzens zu spüren.

Bildliche Vorstellungen für die Herzübung

Dass die Herzübung nicht ganz so einfach ist, hat vielleicht auch etwas damit zu tun, dass bildliche Vorstellungen etwas schwerer zu finden sind als bei der Schwere, Wärme und Atmung.

Während des Atemerlebnisses ging es ja um die Vorstellung von etwas, was rhythmisch und regelmäßig wiederkehrt. Genau darum geht es auch beim Herzen, nur dass die Herzfrequenz höher ist als die Atemfrequenz. Das heißt, unser Herz macht pro Minute mehr Schläge, als wir Atemzüge machen. Wenn wir nach etwas rhythmisch und regelmäßig Wiederkehrendem Ausschau halten, sollte das für die Herzübung also etwas schneller sein als das, was wir für die Atmung gefunden haben. Gut geeignet sind Bilder oder Vorstellungen, die beides miteinander kombinieren.

So könnte man sich für den Atem ein sich leise im Wind wiegendes Boot vorstellen und das Bild durch einen von Ferne zu hö-renden und langsam vor sich hin tuckernden Bootsmotor ergänzen. Oder Sie liegen entspannt auf Ihrer sich sanft hin und her bewegenden Hollywoodschaukel (Atem) und lauschen dem Rhythmus (Herz) einer schönen CD, die Sie aufgelegt haben.

Die Formeln

An dieser Stelle möchte ich daran erinnern, dass es nicht darum geht, das Tempo des Herzschlags beeinflussen zu wollen. Es geht darum, sich dem Rhythmus des Herzens passiv zu überlassen und sich dem Herzen insgesamt positiv zuzuwenden.

Die Formel für die Herzübung lautet:

»Herz ruhig und regelmäßig«

oder:

»Puls ruhig und regelmäßig«

Herz ist überall da, wo Puls ist. Daher ist es egal, ob Sie »Herz« oder »Puls« benutzen. Als das Autogene Training eingeführt wurde, lautete die Formel ursprünglich:

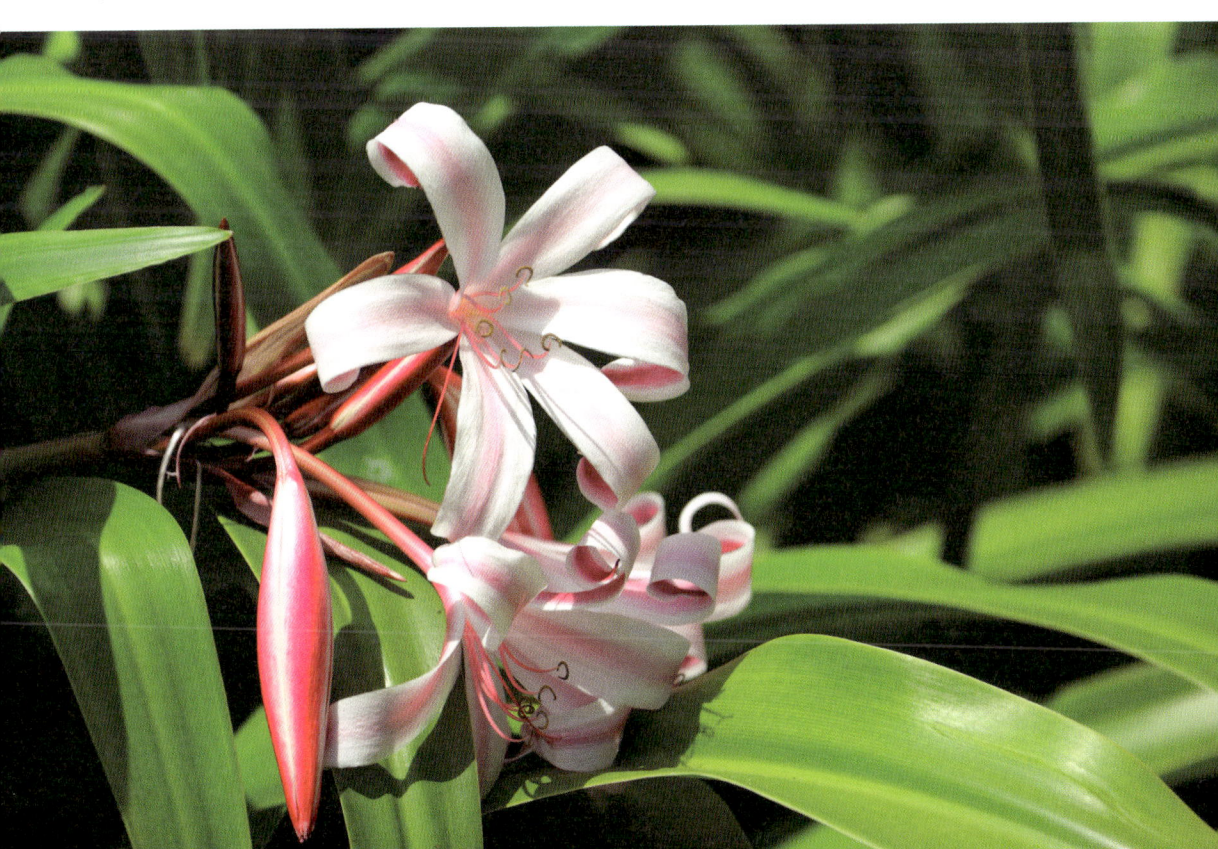

»Das Herz schlägt ruhig und regelmäßig«

Nun war das zu einer Zeit, als Schläge in jeglicher Form noch eine übliche Bestrafung waren. Das Wort »schlägt« war daher bei vielen Menschen negativ besetzt und so wurde es bald weggelassen. Heutzutage kann es für Menschen, die eher unter niedrigem Blutdruck leiden, sinnvoll sein. Sie können die Formel auch erweitern in:

»Das Herz schlägt ruhig und kräftig«,

um damit seine Kraft und Stärke zu betonen. Gern benutzt wird auch die abgewandelte Formel:

»Herz ruhig, rhythmisch, regelmäßig«

oder:

»Brustraum warm und weit«

Besonders die letzte Formel wird von Menschen angenehm empfunden, die Durchblutungsstörungen im Bereich des Herzens hatten oder haben. Das liegt daran, dass die Vorstellung von Wärme auch hier die Durchblutung fördert. Und die Vorstellung von Weite tut in diesem Zusammenhang einfach gut.

Anleitung zur AT-Übung mit Schwere, Wärme, Atmung und Herz

Um die Formeln für das Herz anzuwenden, schlage ich Ihnen nochmals ein Autogenes Training im Sitzen vor. Die Ruheformel steht wieder am Beginn und am Ende des Trainings und verknüpft die vier Übungsteile von Schwere, Wärme, Atmung und Herz miteinander.

Die vierte Übung des Autogenen Trainings: Schwere, Wärme, Atmung, Herz

Setzen Sie sich in der von Ihnen bevorzugten Übungshaltung hin und führen Sie einige Anspannungs- und Lockerungsübungen durch, um den Kontrast zwischen Anspannung und Entspannung zu spüren und das Erleben von Schwere zu bahnen.

Nach dieser kleinen Sporteinlage nehmen Sie eine bequeme Übungshaltung ein. Schließen Sie die Augen. Spüren Sie, wie Ihr Atem langsam zur Ruhe kommt …

Ich bin ganz ruhig …

Spüren Sie, wie beide Arme schwer auf den Oberschenkeln liegen und wie sich die Schwere von den Armen über die Oberschenkel auf beide Beine überträgt:

Arme und Beine schwer …

Arme und Beine schwer …

Arme und Beine ganz schwer …

Arme und Beine ganz schwer …

Arme und Beine angenehm schwer …

Arme und Beine angenehm schwer …

Ich bin ganz ruhig …

Spüren Sie, wie die Wärme von Schultern und Nacken in beide Arme und über den Rücken strömt und von dort weiter über das Gesäß in beide Beine bis zu den Zehenspitzen:

Arme und Beine warm …

Arme und Beine warm …

Arme und Beine angenehm warm …

Arme und Beine angenehm warm …

Arme und Beine angenehm strömend warm …

Arme und Beine angenehm strömend warm …

Ich bin ganz ruhig … Ruhe kommt ganz von selbst …

Nun richten Sie Ihre Aufmerksamkeit auf Ihren Atem. Spüren Sie, wie Sie einatmen und wieder ausatmen.

Atem ruhig …

Atem ruhig …

Atem vollkommen ruhig …

Atem vollkommen ruhig …

Atem ruhig und regelmäßig …

Atem ruhig und regelmäßig …

Jeder Atemzug vertieft die innere Ruhe …

Ich bin ganz ruhig …

Jetzt wenden Sie sich Ihrem Herzen zu. Spüren Sie Ihr Herz oder die Pulswelle, die es auslöst. Spüren Sie, wie mit jedem Herzschlag eine warme Welle durch Ihren Korper strömt:

Herz ruhig und regelmäßig …

Puls ruhig und regelmäßig …

Herz ruhig, rhythmisch, regelmäßig …

Herz ruhig, rhythmisch, regelmäßig …

Brustraum warm und weit …

Brustraum warm und weit …

… und nun beenden Sie die Übung mit der Rücknahmeformel, um anschließend frisch und erholt in Ihren Alltag zurückzukehren:

Arme fest! Tief atmen! Augen auf!

Recken, strecken und dehnen Sie sich ausgiebig und mit Genuss, sodass Sie sich am Ende wieder wach und aktiv fühlen.

 Track 7

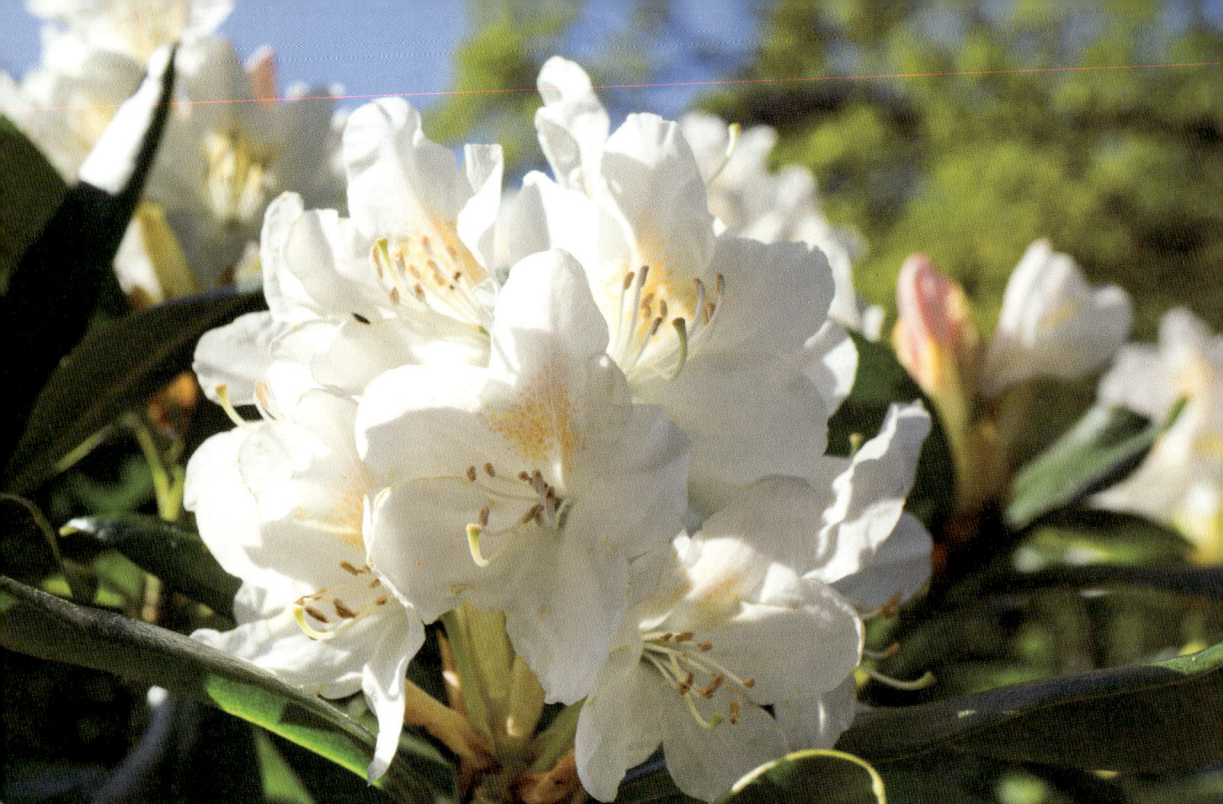

Die Übungsteile der Schwere und Wärme werde ich weiter verkürzen. Die Formeln für die Atmung behalte ich erst mal so bei, wie Sie sie bereits kennenlernen. Sie können bei Störungen die Indifferenzformeln bei Bedarf selbstständig benutzen.

Mit dem Rücknahmekommando »Arme fest! Tief atmen! Augen auf!« werde ich die Übung wieder beenden. Sollten Sie die Übung vorzeitig beenden müssen, können Sie dies ebenfalls mit der Rücknahmeformel tun.

Machen Sie nach der Übung eine Rückschau. Was haben Sie gespürt? Was war angenehm? Was hat gestört? Ich habe Ihnen verschiedene Formeln für das Herz zur Auswahl gestellt, welche hat Ihnen am meisten zugesagt? Probieren Sie sie ruhig aus und dann entscheiden Sie sich für eine, die Sie bei jedem Training fünf- oder sechsmal benutzen.

Wer sein Herz auch nach mehrmaligem Ausprobieren gar nicht spürt, kann versuchen, die Übung im Liegen durchzuführen und dabei den Puls zu tasten. Legen Sie sich dazu links und rechts ein Kissen ne-

ben den Körper, sodass Oberarme und Ellenbogen entspannt aufliegen können und nicht in der Luft hängen. Legen Sie die Hände auf den Bauch und tasten Sie dabei den Puls am Handgelenk. Führen Sie das Training wie gewohnt durch.

Benutzen Sie während der Herzübung die Formel »Puls ruhig und regelmäßig« und achten Sie dabei auf Ihren Puls. Manchmal ist es dann auch gar nicht mehr so schwierig, das Herz zu spüren. Manchmal dauert es aber auch eine Weile, dann nehmen Sie es gelassen hin. Und auch wenn Sie das Herz nicht spüren, reagiert es ja trotzdem auf das Training und die Entspannung, da können Sie ganz beruhigt sein.

Fünfte Übung: Bauch

Vor hundert Jahren galt es als »unschicklich«, vom Bauch zu sprechen. Warum aber ein Autogenes Training ohne Bauchübung unvollkommen wäre und warum ein merkwürdiges anderes Wort damals für den Bauch gefunden wurde, erfahren Sie in diesem Abschnitt. Außerdem erkläre ich Ihnen die Zusammenhänge von Stress, Entspannung und menschlicher Verdauung und natürlich auch, wie die Bauchübung funktioniert und was sich mit ihr erreichen lässt.

Eine neue Genussübung zur Einstimmung

Gönnen Sie sich etwas Gutes und nehmen Sie sich Zeit für eine Genussübung. Weil es hier um den Bauch geht, steht er bei dieser Genussübung im Mittelpunkt. Aus diesem Grund empfehle ich Ihnen, diese Übung im Liegen durchzuführen. Im Liegen kann sich

der Bauch noch ein bisschen besser entspannen als im Sitzen.

Es gibt eine kleine Abwandlung in der Haltung. Legen Sie eine Hand mit der Handfläche nach unten auf Ihren Oberbauch, das ist die Region oberhalb des Bauchnabels. Damit der entsprechende Arm nicht in der Luft hängt, sollten Sie ein Kissen oder eine eingerollte Decke neben Ihren Körper legen, worauf Oberarm und Ellenbogen ruhen. Am besten ist es, wenn sich der Ellenbogen in der gleichen Höhe wie die auf dem Bauch liegende Hand befindet. Also machen Sie es sich bequem und dann kann es losgehen.

Genussübung Bauch

Legen Sie sich bequem hin und schließen Sie die Augen. Machen Sie erst mal eine kleine Reise durch Ihren Körper und prüfen Sie, ob sich Ihre Haltung bequem anfühlt. Gegebenenfalls korrigieren Sie sie. Die Handfläche einer Ihrer beiden Hände sollte auf dem Oberbauch liegen.

Nehmen Sie sich einen Moment Zeit und suchen Sie sich in der Erinnerung oder in der Vorstellung einen Ort der Ruhe. Vielleicht haben Sie einen solchen Ort sofort parat, vielleicht müssen Sie auch erst ein bisschen hin und her wandern, um an Ihrem Ort anzukommen. Wie dem auch sei, es ist gut so.

Wenn Sie Ihren Ort der inneren Ruhe gefunden haben, lassen Sie sich dort nieder. Legen Sie sich bequem hin. Wo Sie sich genau hinlegen, kommt auf Ihren Ort und die Beschaffenheit des Untergrunds an. Wenn Sie sich an einem Strand befinden, können Sie sich in den warmen Sand legen. Vielleicht legen Sie sich auch in das weiche Gras einer sonnigen Wiese oder ins Heu. Sollte Ihr Ort der inneren Ruhe keinen so weichen Boden haben, so schaffen Sie sich einen. Nehmen Sie sich eine Luftmatratze, einen Liegestuhl, eine Hängematte, eine Hollywoodschaukel. Oder legen Sie sich in ein weich gepolstertes Boot. Alles ist erlaubt. Hauptsache, es geht Ihnen gut dabei.

Nachdem Sie sich hingelegt haben, lassen Sie die Ruhe Ihres Ortes auf sich wirken. Hören, riechen, fühlen Sie Ihren Ort, vielleicht schmecken Sie ihn sogar. Verstärken Sie das Gefühl der Ruhe und Entspannung, indem Sie einige Ihrer Lieblingsformeln für das Autogene Training anwenden. Ich gebe Ihnen einen Moment Zeit dafür …

Ich bin ganz ruhig … und jeder Atemzug vertieft die innere Ruhe.

Jetzt richten Sie Ihre Aufmerksamkeit auf die Hand, die auf Ihrem Bauch liegt. Durch die bereits eingetretene Entspannung ist diese Hand wahrscheinlich schon jetzt schwer und warm. Sie können die Wärme verstärken, wenn Sie sich vorstellen, Ihre Handfläche ist wie eine kleine Sonne und die Finger sind die Sonnenstrahlen. So kann Ihre Handfläche den Bauch wärmen. Angenehme Wärme strömt von der Hand in den Bauch. Lassen Sie sich ein wenig Zeit für diese Empfindung …

Ich bin ganz ruhig … und jeder Atemzug vertieft die innere Ruhe.

Sie können sich auch vorstellen, wie die an Ihrem Ort scheinende Sonne Ihren Körper und besonders Ihren Bauch wärmt, während Ihr Kopf im kühlen Schatten liegt oder Sie ihn durch einen Hut oder ein Tuch vor der Sonne schützen. Spüren Sie, wie die angenehme Wärme in Ihren Bauch strömt und ihn erwärmt.

Bauch angenehm warm …

Ich bin ganz ruhig … und jeder Atemzug vertieft die innere Ruhe.

Verweilen Sie noch ein wenig an Ihrem Ort, solange Sie mögen, solange es angenehm ist.

Dann bereiten Sie sich langsam auf das Ende der Übung vor. Verabschieden Sie sich von Ihrem Ort der Ruhe, um wieder in den Alltag zurückzukommen. Beenden Sie die Übung mit der Rücknahmeformel, um danach frisch, wach und erholt in Ihren Alltag zurückzukehren: »Arme fest! Tief atmen! Augen auf!« Recken, strecken und dehnen Sie sich ausgiebig und mit Genuss, sodass Sie sich am Ende wieder frisch und aktiviert fühlen.

Wie geht es Ihnen? Hat sich etwas getan in Ihrem Bauch? Konnten Sie die Übung genießen, haben Sie sich an Ihrem Ort der inneren Ruhe wohlgefühlt? Vielleicht haben Sie schon einen kleinen Vorgeschmack auf das bekommen, was Sie bei der Bauchübung erwartet.

Der Zusammenhang von Bauch und Gefühlen

Nahezu jedes Organ des Verdauungssystems wurde vom Volksmund mit Gefühlen in Verbindung gebracht. Lassen Sie mich hier einiges zitieren:

Manchmal bleibt einem vor Schreck die Spucke weg. Es ist schwer, einen Brocken zu schlucken oder er bleibt einem im Halse stecken. Hingegen hat man die Liebste oder den Liebsten zum Fressen gern. Etwas liegt schwer im Magen, schlägt auf den Magen. Aber auch die Liebe geht durch den Magen. Wer verliebt ist, hat Schmetterlinge im Bauch. Und wer wütend ist, hat stattdessen eine Mordswut darin. Jemandem läuft die Galle über oder es ist ihm eine Laus über die Leber gelaufen. Frei von der Leber weg redet jemand, der keine

Ängste oder Hemmungen hat. Ungenießbar kann nicht nur ein Essen sein, sondern auch ein schlecht gelaunter Mensch.

Der enge Zusammenhang von Bauch und Gefühlswelt ist bekannt. Die Grundlage dafür wurde wieder früh im Leben gelegt. Ein Säugling wird durch die regelmäßig und zuverlässig angebotene Nahrung nicht nur satt, sondern auch beruhigt. Nicht umsonst heißt die erste Form der Nahrungszufuhr »stillen«. Nicht nur der Hunger des Säuglings wird gestillt, sondern er selbst wird auch still und ruhig. Viele Babys schlafen am Ende des Stillens (oder des Fläschchengebens) ein.

Umgekehrt reagieren Säuglinge und kleine Kinder oft mit Bauchschmerzen oder Gedeihstörungen (wie Erbrechen, Appetitverlust oder mangelnde Gewichtszunahme), wenn etwas nicht stimmt. Dabei muss die Ursache der Störung gar nicht im Bauchraum liegen. Auch psychische Verstimmungen bringen Kinder – noch viel mehr als Erwachsene – durch Übelkeit, Erbrechen oder Bauchschmerzen zum Ausdruck.

Aber auch Erwachsene reagieren mit dem Bauch. Denken Sie an einen Examenskandidaten, der vor der Prüfung Durchfall bekommt. Nach der Prüfung ist alles wieder in Ordnung. Wenn ungelöste Konflikte oder seelischer Druck anhalten, können natürlich auch die Reaktionen des Bauches fortbestehen. Manchmal kann sich daraus auch eine psychosomatische Krankheit entwickeln. Dass der Bauch so empfindlich reagiert, hat etwas mit dem Nervenknotenpunkt zu tun.

Das Sonnengeflecht

Während sich im Hohlraum oberhalb des Zwerchfells (Brustraum) – nach außen geschützt durch den von Brustwirbelsäule und Rippen gebildeten Brustkorb – die für die Atmung wichtigen Organe (Luftröhre, Bronchien, Lunge) und das Herz befinden, sind im Hohlraum unterhalb des Zwerchfells (Bauchraum) viele der für die Verdauung wichtigen Organe untergebracht. Im Mittelpunkt des Bauches – zwischen Magen und Brustwirbelsäule – befindet sich ein Nervenknotenpunkt, der die Funktionen sämtlicher Bauchorgane steuert. Dieser Nervenknotenpunkt wird »Sonnengeflecht« genannt. Seine Fasern strahlen netzartig aus und so sieht es fast wie eine kleine Sonne aus, daher der Name.

Das Sonnengeflecht hat die Größe einer Kinderhand und ist damit das größte Nervengeflecht des vegetativen Nervensystems, weshalb es gelegentlich auch als *Bauchhirn* bezeichnet wird. Es enthält Nervenfasern des sympathischen und parasympathischen Nervensystems, also der Nervensysteme, die an der Stressregulation erheblich beteiligt sind.

Bei Stress (beispielsweise durch Schreck, Angst oder ungelöste Konflikte) überwiegt im Sonnengeflecht die Aktivität des Sympathikus, die vegetative Mittellage ist in Richtung Arbeitsmodus verschoben. Die Verdauung wird vermindert oder unterbrochen, sie steht für den Körper in dem Moment nicht mehr im Vordergrund. Für den Körper geht es in solchen Situationen eher um die bekannten Reaktionen auf Stress: Kampf oder Flucht. Deshalb werden die dafür notwendigen Organe aktiviert. Tritt Entspannung ein, kann sich die Verdauung wieder normalisieren.

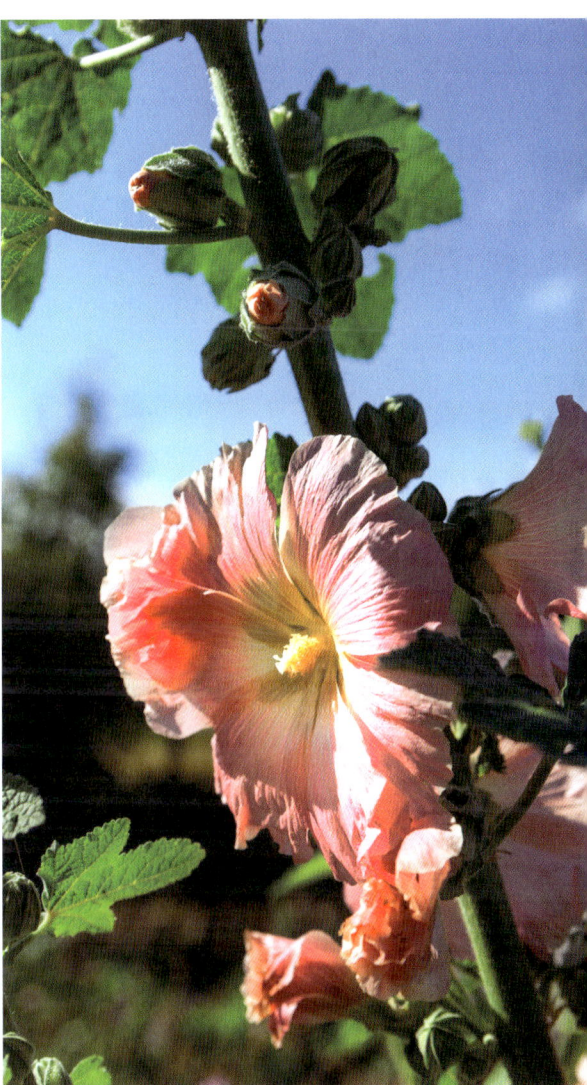

Boxer kennen das Sonnengeflecht übrigens sehr gut. Sie wissen, wie empfindlich diese hinter dem Magen gelegene Ansammlung von Nervenfasern ist: Ein Schlag in die Magengegend und der Getroffene geht im wahrsten Sinne schlagartig zu Boden.

Die Übungsformeln des Autogenen Trainings und die damit verbundenen Vorstellungen nehmen Einfluss auf das Sonnengeflecht (und von dort aus auf alle Organe des Verdauungstrakts). Der Parasympathikus wird in seiner Aktivität gefördert und der Sympathikus wird in seiner Aktivität verringert. Dadurch wird die vegetative Spannungslage in Richtung Ruhe, Entspannung und Erholung gesenkt, der Stresspegel sinkt. Der Körper kann sich regenerieren.

Das Sonnengeflecht wird auch *Solarplexus* genannt. Weil das Wort »Bauch« oder »Leib« in der Entstehungszeit des Autogenen Trainings so verpönt war, wurde bei der Gestaltung der Formeln stattdessen auf die Bezeichnung »Sonnengeflecht« zurückgegriffen.

Weil das Sonnengeflecht so empfindlich ist, reagiert es nicht nur auf einen Schlag in die Magengrube, sondern erfreulicherweise spricht es auch schnell auf angenehme Einflüsse von außen an. Die Bilder, Vorstellungen und Formeln des Autogenen Trainings sind solche Einflüsse. Sie sind positiver Natur und mit der Vorstellung angenehmer Wärme verbunden.

Die Bauchübung ist eigentlich keine eigenständige Übung, sondern eine Wärme-Übung, die sich besonders auf den Bauchraum konzentriert. Verdauungsstörungen sprechen sehr gut auf die Bauchübung an. Das Autogene Training wirkt dabei krampflösend, beruhigend und ausgleichend.

Aber auch andere Störungen, die auf fehlender oder unzureichender Entspannungsfähigkeit beruhen, lassen sich mit der Bauchübung gut beeinflussen, etwa eine Reizblase oder auch einige Sexualstörungen, wie eine Scheidenverkrampfung beim Geschlechtsverkehr, nicht organische Potenzstörungen oder Orgasmusschwierigkeiten.

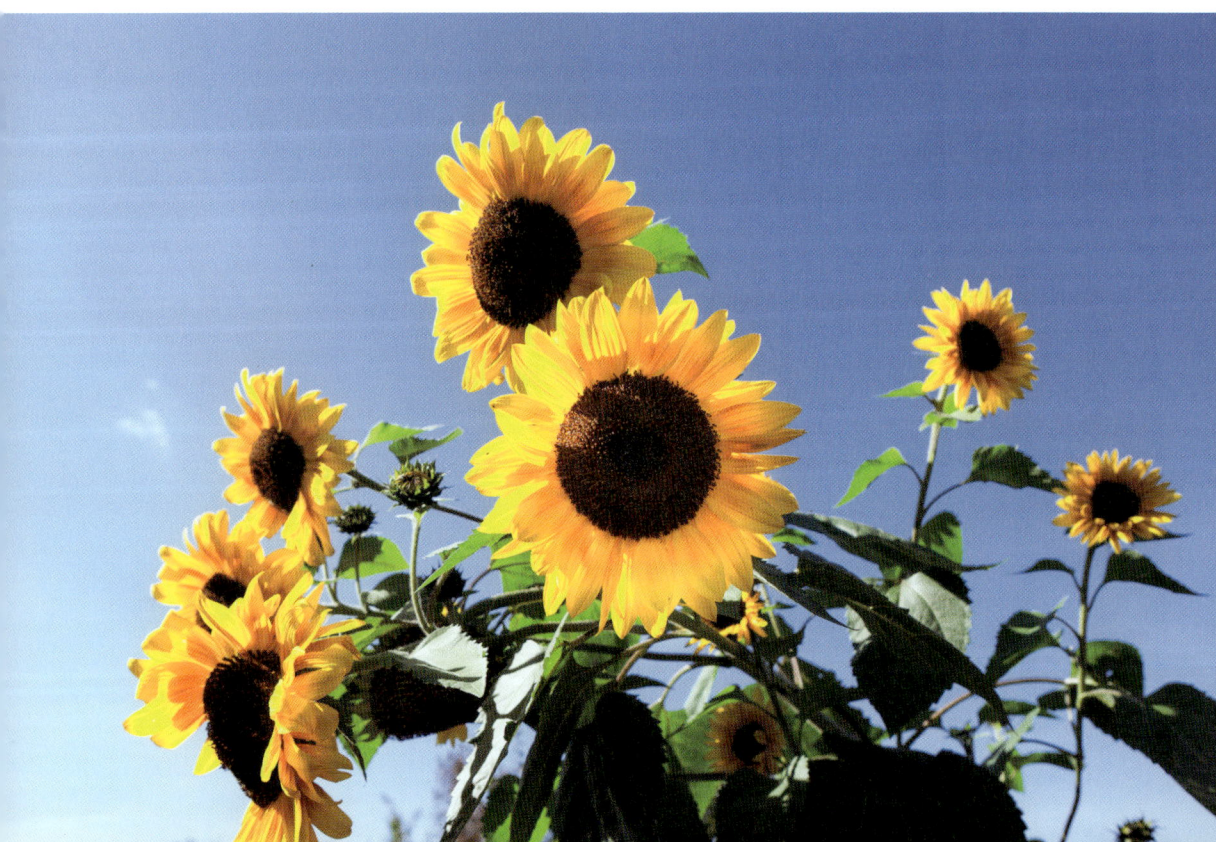

Die bildliche Vorstellung der Bauchwärme

Sich die Bauchwärme bildlich vorzustellen, bereitet meist keine großen Schwierigkeiten. Zu frisch und lebendig ist bei den meisten Menschen die Erinnerung an eine schöne warme Wärmflasche. Als Ersatz ist oft die eigene warme Hand geeignet. Auch warmer Sand, warmes Wasser, Sommerwärme oder Sonnenstrahlen bieten sich an. Passend zum Wort »Sonnengeflecht« ist auch die Vorstellung einer kleinen, warm strahlenden Sonne im Bauch sehr beliebt. Mit dem Sonnengeflecht haben wir alle sozusagen unsere kleine »Privatsonne«.

Die eigene kleine Sonne lässt sich in der Fantasie natürlich überall da platzieren, wo sie gerade benötigt oder als angenehm empfunden wird.

Wärme kann nicht nur von außen, sondern auch von innen zugeführt werden. Zur besseren Wahrnehmung der Bauchwärme können Sie vor der Übung einen Tee, einen heißen Kakao oder etwas anderes angenehm Warmes trinken. Oft reicht schon die Vorstellung aus, dies zu tun. Auch nach einem leckeren und sattigenden Essen lässt sich die Bauchwärme gut spüren. So können Sie ein Autogenes Training probehalber mal direkt nach dem Mittagessen durchführen.

Was unlogisch klingt, aber oft auch als sehr hilfreich empfunden wird, ist die Vorstellung, die warme Luft beim Ausatmen in den Bauch zu atmen. Mit jedem Ausatmen breitet sich eine warme Welle über den Bauch abwärts bis in das Becken und weiter in die Beine aus.

Die Bauchübung schließt eine Lücke des bisherigen Wärmestroms durch den Körper. Oft ist es nach dem Erlernen der Bauchübung noch einfacher, die Wärme vom Oberkörper in den Unterkörper, von den Armen in die Beine strömen zu lassen.

Die Formeln für die Bauchübung

Bei der Bauchübung können Sie zwischen mehreren Formeln wählen. Auch wenn es heutzutage kein Problem mehr ist, vom »Bauch« zu sprechen, gibt es auch heute noch eine Formel mit dem Begriff »Sonnengeflecht«. Für welche Sie sich entscheiden, bleibt Ihnen überlassen. Manchen erscheint das Wort »Sonnengeflecht« zu sperrig und sie benutzen lieber die Bauchformel. Andere mögen das Bild der in diesem Wort enthaltenen Sonne sehr und möchten auf keinen Fall darauf verzichten. Die Formel lautet:

»Sonnengeflecht strömend warm«

oder:

»Bauch strömend warm«

oder auch:

»Bauchraum (angenehm) strömend warm«

Gerade letztere Formel ist wegen der beiden wohlklingenden Zwielaute im Wort Bauchraum sehr beliebt.

Jetzt werden Sie sich vielleicht fragen, wie um alles in der Welt ein Nervenknotenpunkt wie der Solarplexus strömen kann? Da haben Sie natürlich vollkommen recht, das Sonnengeflecht selbst strömt nicht. Es kann aber veranlassen, dass etwas strömt. Wie tut es das? Sie können sich die strömende Wärme so vorstellen, dass die Organe des Verdauungstrakts allgemein besser durchblutet werden. Sie können sich aber auch einen bestimmten Wärmestrom vorstellen. Der sollte dann in die gleiche Richtung wie die Darmbewegungen gerichtet sein. Dabei breitet sich die Wärme kreisförmig im Uhrzeigersinn vom rechten Unterbauch über den Oberbauch in den linken Unterbauch aus. Das entspricht dem Verlauf des Dickdarms.

Wem die Vorstellung der so strömenden Wärme zusagt, der kann auch die folgende Formel:

»Strömende Wärme im Gedärme«

oder:

»Wohlige Wärme im Gedärme«

benutzen.

Falls jetzt jemand befürchtet, dass ein ohnehin schon sehr aktiver Darm durch die Bauchübung noch aktiver werden könnte, kann ich ihn beruhigen. Die Bauchübung führt zu einer besseren Regulation der Tätigkeit der Bauchorgane. Sie kann beides bewirken: ein zu träges Verdauungssystem aktivieren und ein zu aktives Verdauungssystem beruhigen.

Anleitung zur AT-Übung mit Schwere, Wärme, Atmung, Herz und Bauch

Der Bauch kann sich im Liegen besonders gut entspannen, sodass auch die Wahrnehmung der Wärme im Liegen besonders gut funktioniert. Daher empfehle ich Ihnen, für erste Erfahrungen mit der Bauchübung öfter mal liegend zu trainieren, wie schon bei der Genussübung weiter vorn.

Sie sind inzwischen nicht mehr ganz unerfahren, deshalb biete ich Ihnen bei Schwere, Wärme und Atem jeweils eine Formel an, für die ich mich entschieden habe und die Sie fünf- oder sechsmal wiederholen können. Sie können die für Schwere, Wärme und Atmung angebotenen Formeln natürlich auch abwandeln und dafür Ihre eigenen Lieblingsformeln benutzen.

Die fünfte Übung des Autogenen Trainings: Schwere, Wärme, Atmung, Herz und Bauch

Der Bauch kann sich im Liegen besonders gut entspannen, sodass auch die Wahrnehmung der Wärme im Liegen besonders gut funktioniert. Daher empfehle ich Ihnen, für erste Erfahrungen mit der Bauchübung auch einmal im Liegen zu trainieren. Wenn Sie liegend eine Hand auf den Oberbauch legen, sollten Sie Oberarm und Ellenbogen mit einem Kissen oder einer eingerollten Decke unterstützen, damit der Arm nicht herunterhängt. Legen Sie sich bequem hin und schließen Sie die Augen.

Ich bin ganz ruhig …

Arme und Beine angenehm schwer … (fünf- oder sechsmal)

Ich bin ganz ruhig …

Arme und Beine angenehm warm … (fünf- oder sechsmal)

Ich bin ganz ruhig … Ruhe kommt ganz von selbst …

Atem ruhig und regelmäßig … (fünf- oder sechsmal)

Jeder Atemzug vertieft die innere Ruhe …

Ich bin ganz ruhig …

Wenden Sie sich Ihrem Herzen zu. Spüren Sie, wo Sie Ihren Puls oder Ihren Herzschlag registrieren können. Spüren Sie die Zuverlässigkeit Ihres Herzens. Spüren Sie, wie die angenehme Wärme auch Ihren Brustkorb durchströmt:

Herz ruhig, rhythmisch, regelmäßig …

Herz ruhig, rhythmisch, regelmäßig …

Herz ruhig, rhythmisch, regelmäßig …

Brustraum warm und weit …

Brustraum warm und weit …

Brustraum angenehm warm und weit …

Ich bin ganz ruhig …

Nun richten Sie Ihre Aufmerksamkeit auf Ihren Bauch. Die angenehme Wärme breitet sich auch in den Bauchraum aus. Ihr Bauch wird angenehm warm durchströmt. Sollte sich Ihre Hand auf dem Oberbauch befinden, können Sie auch die von der Hand in den Bauch strömende Wärme spüren:

Sonnengeflecht strömend warm …

Sonnengeflecht angenehm strömend warm …

Bauchraum strömend warm …

Bauchraum angenehm strömend warm …

Bauchraum angenehm strömend warm …

Wohlige Wärme durchströmt das Gedärme …

Ich bin ganz ruhig …

Regelmäßiges Üben bringt Ruhe, Sicherheit und Selbstvertrauen.

Ich will es lernen, ich werde üben. Die Worte wirken weiter.

… und nun beenden Sie die Übung mit der Rücknahmeformel, um anschließend frisch und erholt in Ihren Alltag zurückzukehren:

Arme fest! Tief atmen! Augen auf!

Recken, strecken und dehnen Sie sich ausgiebig und mit Genuss, sodass Sie sich am Ende wieder wach und aktiv fühlen.

 Track 8

Na, ist Ihnen etwas aufgefallen? Richtig, ich habe am Ende der Übung zwei formelhafte Vorsätze zum Thema »Üben« eingebaut:

»Regelmäßiges Üben bringt Ruhe, Sicherheit und Selbstvertrauen.

Ich will es lernen, ich werde üben. Die Worte wirken weiter.«

Die Bereitschaft zum regelmäßigen Üben ist das Einzige, was beim Autogenen Training bewusst gewollt werden soll. Ansonsten geht es gerade nicht um die Anspannung des Willens, sondern um das Loslassen, das Geschehenlassen. Der Satz »Die Worte wirken weiter« verstärkt das zuvor Gesagte. Er kann zur Unterstützung und Verstärkung bei vielen formelhaften Vorsätzen angehängt werden.

Die Anfangsübungen nehmen immer weniger Raum ein, weil sie sich häufig schon ganz gut abrufen lassen. Auf das Herz und den Bauch bin ich dagegen näher eingegangen. Wie ging es Ihnen mit dieser Übung? Wo konnten Sie in Ihrem Körper die Wärme am besten wahrnehmen? Hat sich in Ihrem Bauch etwas gerührt? Wenn ja, was? Welche der Formeln für den Bauch sagte Ihnen am meisten zu? Gefällt Ihnen das Wort »Sonnengeflecht« oder bevorzugen Sie die anderen Bauchformeln?

Wenn Sie sich ein paar Stichpunkte dazu machen, können Sie später Ihre ersten Erfahrungen nachlesen und Veränderungen besser festhalten.

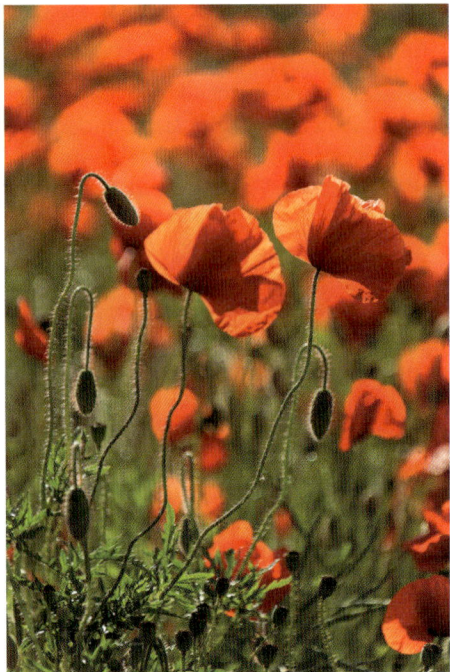

Sechste Übung: Kopf

Bei den bisherigen Übungen ging es hauptsächlich um Ruhe, Schwere und Wärme mit dem Ziel, eine körperliche und seelische Entspannung und Erholung herbeizuführen. Weshalb und auf welchem Wege die sechste Übung die zusätzliche Möglichkeit bietet, Frische und geistige Klarheit zu erleben, erfahren Sie in diesem Abschnitt. Ich erkläre Ihnen, warum im Zusammenhang mit dieser Übung von einer angenehmen Polarisierung gesprochen wird und wie sie sich erreichen lässt.

Eine Wohlfühlübung zur Einstimmung

Mit ihrer angenehmen Polarisierung bildet die Kopfübung den Abschluss der sechs Übungen des Autogenen Trainings. Während der folgenden Wohlfühlübung erhalten Sie einen kleinen bildhaften Einblick, was damit gemeint ist. Wenn Sie möchten, können Sie diese Übung zur Erfrischung zwischendurch nutzen. Am Ende der Übung sollten Sie sich wach, erholt und frisch fühlen. Deshalb ist es besser, den ersten Versuch mit dieser Übung nicht unbedingt vor dem Einschlafen zu machen.

Diese Übung eignet sich sehr gut für die Durchführung im Sitzen, kann aber natürlich auch im Liegen durchgeführt werden. Wofür auch immer Sie sich entscheiden, machen Sie es sich jetzt bequem. Da die Übung mit einigen Übungen zur Lockerung der Gesichtsmuskulatur verbunden ist, ist es Ihnen vielleicht lieber, wenn Sie dabei unbeobachtet sind.

Menschen, die unter Migräne leiden, mögen gelegentlich keine kühle Stirn. Sollten Sie sich unsicher sein, ob das für Sie zutrifft, lesen Sie bitte zuvor den Hinweis im Abschnitt »Die Formeln für die Stirnkühle« weiter hinten in diesem Kapitel. Sie können die Wohlfühlübung trotzdem durchführen, sollten aber darauf vorbereitet sein, sie möglicherweise etwas abzumildern in Richtung eines angenehm lauwarmen Gefühls auf der Stirn.

Was haben Sie während der Wohlfühlübung Kopf erlebt, wie ging es Ihnen? Wie haben Sie die Lockerungsübungen des Gesichts erlebt? Hatten Sie den Eindruck, dass sich dadurch etwas am Spannungszustand Ihres Gesichts geändert hat? Welcher Ruheort ist aufgetaucht? Konnten Sie sich das Gefühl angenehmer Kühle im Gesicht vorstellen? Haben Sie die Kühle vielleicht sogar wahrgenommen? Wenn nicht, ist das natürlich kein Grund zur Sorge, auch die Verwirklichung der Kühleempfindung braucht Zeit. Es ging bei dieser Wohlfühlübung eher um einen kleinen Vorgeschmack auf das, was Sie in diesem Abschnitt erwartet.

Wohlfühlübung Kopf

Setzen oder legen Sie sich bequem hin und schließen Sie die Augen. Beginnen Sie mit einer kleinen Reise durch Ihren Körper und überprüfen Sie, ob sich Ihre Haltung bequem anfühlt. Gegebenenfalls korrigieren Sie sie noch; machen Sie es sich so richtig bequem auf Ihrem Stuhl oder Ihrer Unterlage.

Nun wenden Sie Ihre Aufmerksamkeit Ihrem Kopf zu. Wenn Sie frei sitzen, spüren Sie, wie Sie Ihren Kopf halten und wie er in einem labilen Gleichgewicht der Halswirbelsäule aufsitzt. Wenn Sie liegen, spüren Sie den Kontakt zwischen Hinterkopf und Unterlage. Registrieren Sie, wie und wo Ihr Kopf aufliegt und wie sich das anfühlt.

Achten Sie nun auf Ihr Gesicht, auf die Stirn, die Wangen, die Augenlider, den Mund, die Lippen und das Kinn. Wie fühlt sich die Stirn an? Sind die Muskeln der Stirnpartie angespannt? Haben Sie möglicherweise gerade eine Zornesfalte auf der Stirn oder haben Sorgenfalten bereits ihre Spuren hinterlassen? Lockern Sie Ihre Stirn ein wenig. Ziehen Sie die Stirnmuskulatur hoch, als seien Sie gerade erstaunt über etwas und lassen Sie dann wieder los. Anschließend ziehen Sie die Augenbrauen kraus und lassen wieder locker. Wiederholen Sie dies einige Male im Wechsel und spüren Sie, wie sich das gesamte Gesicht dabei lockert.

Wandern Sie weiter zu den Augen. Die Augen liegen in ihren Augenhöhlen, geschützt durch die geschlossenen Lider. Wie fühlen sich Ihre Augen an? Waren sie zuvor sehr angestrengt? Welche Farbe und Intensität hat das Licht, das durch die geschlossenen Augenlider hindurchscheint? Kneifen Sie Ihre Augenlider einige Male etwas fester zusammen und lassen Sie sie dann wieder los, ohne dabei die Augen zu öffnen. Merken Sie, wie dabei die Muskulatur Ihres ganzen Gesichts mitreagiert?

Nun richten Sie Ihre Aufmerksamkeit auf die Wangenregion. Blasen Sie die Wangen auf wie ein Blasmusiker und bewegen Sie die Luft einige Male hin und her, sodass wechselnd das rechte oder linke Wangengebiet hervortritt. Stellen Sie sich einfach vor, Sie seien ein Trompeter, der ein bisschen Wangengymnastik macht.

Achten Sie jetzt auf Ihre Lippen. Liegen die Lippen fest aufeinander oder sind sie eventuell sogar zusammengepresst? Lösen Sie die Lippen voneinander. Spitzen Sie den Mund, als ob Sie pfeifen wollen, lassen Sie zwischendurch wieder locker und wiederholen Sie dies einige Male. Ziehen Sie den Mund zu einem Grinsen breit, zeigen Sie dabei die Zähne, lachen Sie. Lassen Sie zwischendurch wieder locker und wiederholen Sie dies einige Male im Wechsel.

In welcher Position befindet sich der Unterkiefer? Wenn die Zahnreihen aufeinandergepresst sind, lösen Sie sie; lassen Sie den Unterkiefer locker hängen. Sie müssen dabei nicht den Mund offen haben, es reicht, wenn sich die Zahnreihen innerhalb des Mundes ein wenig voneinander entfernen. Machen Sie einige langsame Bewegungen wie ein Fisch, indem Sie den Mund einige Male öffnen und schließen. Achten Sie darauf, wie sich der Unterkiefer dabei lockert.

Wenden Sie nun Ihre Aufmerksamkeit Ihrer Zunge zu. Liegt die Zunge locker in der Mundhöhle oder hat sie sich am Gaumen festgesaugt? Lockern Sie Ihre Zunge, bewegen Sie sie im Mund ein wenig hin und her, nach oben und unten. Sie können sie auch gern einige Male herausstrecken. Lassen Sie sie anschließend einfach im Mund ruhen.

Vielleicht fühlt sich Ihr Gesicht nach diesen Lockerungsübungen schon ein wenig glatter und gelöster an als zuvor. Genießen Sie das ruhig einen Moment und freuen Sie sich darüber.

Nun richten Sie Ihre Aufmerksamkeit auf Ihre Atmung. Lassen Sie mit jedem Ausatmen ein Stück mehr der Dinge los, die Sie bis eben noch beschäftigt haben. Spüren Sie, wie Sie mit jedem Ausatmen ruhiger werden, schwerer werden, wärmer werden. Und jeder Atemzug vertieft die innere Ruhe ...

Nehmen Sie sich Zeit für die Empfindung von Ruhe, Schwere und Wärme. Ruhe kommt ganz von selbst ... Und jeder Atemzug vertieft die innere Ruhe ...

Wenn sich ein wenig Ruhe in Ihnen ausgebreitet hat, lade ich Sie zu einem kleinen Ausflug ein. Stellen Sie sich einen angenehm milden, warmen Sommertag vor. Sie befinden sich am Wasser, an einem Ort, an dem Sie sich wohlfühlen. Entweder an einem See, am Meer oder an einem Fluss. Suchen Sie sich einen Ort in der Erinnerung oder in der Vorstellung, der dazu passt. Sie fühlen sich angenehm warm und entspannt und genießen die Ruhe an Ihrem Ort. Die Ruhe breitet sich weiter in Ihnen aus. Und jeder Atemzug vertieft die innere Ruhe ...

Jetzt stellen Sie sich vor, Sie spüren einen leichten und angenehm kühlen Wind im Gesicht, der vom Wasser her weht. Sie empfinden diesen leichten Wind als erfrischend und genießen die angenehme Kühle auf Ihrer Stirn. Der Kopf fühlt sich frisch, frei und klar an, während der restliche Körper die angenehme Ruhe, Schwere und Wärme beibehält.

Stirn angenehm kühl ...

Es entsteht ein angenehmer Gegensatz zwischen dem schweren und warmen Körper und dem Frischegefühl im Gesicht, insbesondere auf der Stirn.

Stirn angenehm kühl ...

Stirn angenehm kühl ...

Sollte Ihnen der Wind zu stark sein, lassen Sie ihn weniger intensiv wehen. Sollte er sich zu schwach anfühlen, können Sie mit der Vorstellung einer Meeresbrise oder der Vorstellung, sich auf einem Boot zu befinden, ein wenig nachhelfen. Ein leichtes Gefühl der Kühle auf der Stirn ist völlig ausreichend, es geht vor allem um das Kontrasterleben zum angenehm warmen Körper. Bleiben Sie in dieser Vorstellung und genießen Sie diesen Gegensatz noch einen Moment.

Stirn angenehm kühl ...

Stirn angenehm kühl ...

Stirn angenehm kühl ...

Und jeder Atemzug vertieft die innere Ruhe ...

Genießen Sie, solange es Ihnen angenehm ist und bis der Zeitpunkt gekommen ist, den Ausflug wieder zu beenden. Bereiten Sie sich darauf vor, wieder in das Hier und Jetzt zurückzukehren. Lassen Sie die Ruhe und Frische des Ortes, an dem Sie waren, hinter sich. Sie können sich aber auch ein kleines Stück von dieser Ruhe und Frische mitnehmen in Ihren Alltag, in den Sie jetzt langsam zurückkehren.

Zählen Sie von sechs bis eins. Wenn Sie bei »eins« sind, fühlen Sie sich ganz wach und wohl und frisch und frei. Alle Glieder gehorchen dem Willen und alle Sinne nehmen die Wirklichkeit richtig wahr:

Sechs – die Beine sind leicht

Fünf – die Arme sind leicht

Vier und drei – Atmung und Herz sind ganz normal

Zwei – die Stirn hat normale Temperatur

Eins – Arme fest, tief atmen, Augen auf!

Kopf und Stirnkühle

Die Kopfübung ist die letzte der sechs Übungen des Autogenen Trainings und mit ihr wird die Grundstufe abgeschlossen. Sie wird als besonders angenehm und erfrischend erlebt. Mit dem Ziel von Erfrischung und Klarheit bildet sie eine wichtige Ergänzung und einen belebenden Kontrast zu den bisherigen Übungen von Ruhe, Schwere und Wärme. Die Aufmerksamkeit wird während der Übung auf verschiedene Bereiche des Kopfes gerichtet, insbesondere auf die Empfindung der Stirnkühle, auf die Entspannung des Gesichts einschließlich der Zunge, auf die Entspannung der Augen und auf einen freien, klaren Geist.

Dass die Übungen für den Kopf besonders wirksam sind, lässt sich wissenschaftlich begründen und hängt mit dem Aufbau und der Funktion des menschlichen Gehirns zusammen. Auf und in der Großhirnrinde gibt es für jedes Gebiet des Körpers eine entsprechende Zuordnung, die sogenannten Projektionsfelder. Sie sind für die Beweglichkeit und Sinnesempfindungen verschiedener Körperregionen zuständig. Dabei gibt es eine strenge Zuordnung der Zuständigkeit bestimmter Rindengebiete für bestimmte Körperteile.

Weil für die motorische und sensorische Versorgung des Gesichts so ein großer Bereich in der Hirnrinde zur Verfügung steht, spricht das Gesicht besonders gut auf das Entspannungsangebot des Autogenen Trainings an. Das Kühlen der Stirn hat sich schon lange als Hausmittel, für die erste Hilfe und zur Behandlung von Erregungszuständen bewährt. Die Vorstellung einer angenehm kühlen Stirn dient der Entspannung, der Erfrischung und der Ordnung der Denkvorgänge. Diesen Effekt macht sich die Stirnkühle-Übung des Autogenen Trainings zunutze.

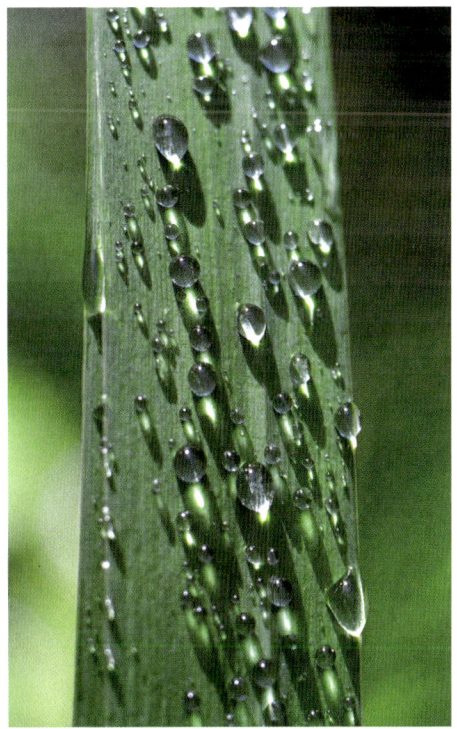

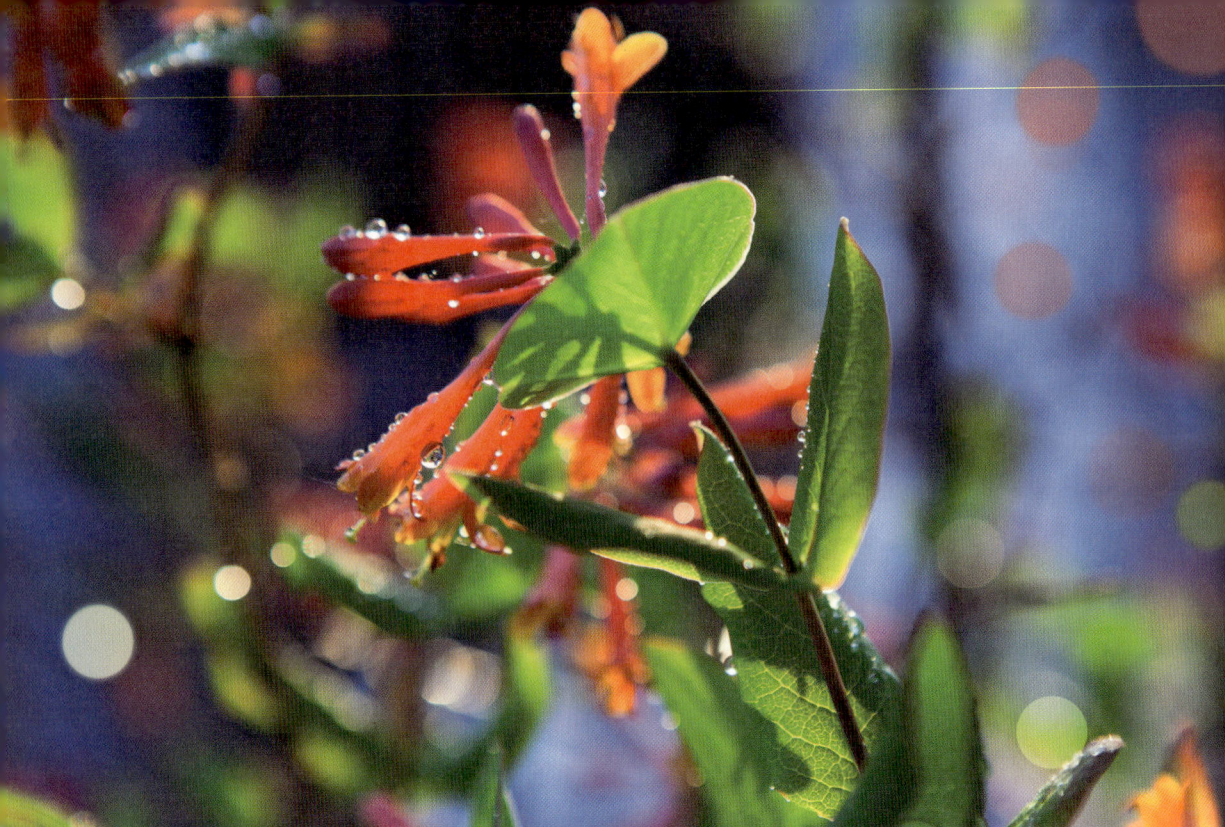

Angestrengtes Nachdenken führt auch zu einer äußerlich sichtbaren Anspannung. Die Stirnmuskeln ziehen sich in Richtung Nasenwurzel zusammen und bilden dort die Denkerfalte. Bei manchen Menschen, die ständig scharf nachdenken oder viel grübeln müssen, hat sich diese Falte schon tief eingegraben und ist auch nach außen sichtbar. Angestrengtes Nachdenken soll natürlich beim Autogenen Training vermieden werden, hier geht es vielmehr um das Loslassen und die gelassene Konzentration und Hinwendung auf die ablaufenden körperlichen und seelischen Entspannungsvorgänge. Durch die Entspannung der Stirn wird gleichzeitig auch die Entspannung der Denkvorgänge gefördert.

Die Vorstellung der Stirnkühle

Erinnern Sie sich an Situationen, in denen Sie sich wohlgefühlt haben und die mit einem angenehm kühlen Kopf verbunden waren. Je positiver die Stimmung ist, die sich mit Ihrer Erinnerung oder Vorstellung

verbindet, umso besser. So eine schöne Vorstellung könnte das Liegen im flachen Wasser am Ufer eines sommerlich warmen Sees sein, eine kühle Brise weht leicht über die Stirn. Gut geeignet ist auch die Vorstellung eines leise vor sich hin dümpelnden Bootes. Die leichte, sich hin und her wiegende Bewegung des Bootes kann besonders gut mit dem Atemerlebnis kombiniert werden. Sie liegen gemütlich auf oder in dem Boot, es ist angenehm warm. Der Kopf ist durch ein Schatten spendendes Sonnensegel geschützt und ein kühler Seewind streicht über Gesicht und Stirn. Fast alle angenehmen Vorstellungen beziehen sich übrigens auf einen kühlen Lufthauch, der in einer ansonsten entspannten Situation auftritt.

Wer gern in Bildern denkt, kann sich eine schöne warme Sommernacht vorstellen. Die Luft ist angenehm lau, es ist fast dunkel und vom Himmel strahlt in kühlem Licht der Mond. Oder Sie denken an eine Sommerlandschaft, im Vordergrund in warmes Licht getauchte Wiesen, Seen oder Wälder

 So wie Sie das Wärmeerleben etwa durch eine Wärmflasche auf dem Bauch anbahnen können, lässt sich auch die Empfindung der Stirnkühle fördern. Ein leichter Luftzug von einem offenen Fenster kann während der Übung nützlich sein oder auch das Befeuchten der Stirn mit einem nassen Finger. Durch Verdunstung wird der Haut Wärme entzogen und die entstehende Kühle wird deutlicher bemerkt.

und dahinter – als Kontrast – Berge mit schneebedeckten Gipfeln.

Dieses hier in Vorstellungen und Bildern dargestellte Kontrastprogramm macht den Reiz dieser letzten Übung aus. Es geht um das Erleben des Unterschieds zwischen dem angenehm warmen und entspannten Körper und dem frischen, klaren, kühlen Kopf. Oder, wie es die beiden Bilder mit dem Mond und den schneebedeckten Bergen zum Ausdruck bringen, schlicht und einfach um den Unterschied zwischen oben und unten: unten die breite Basis, bestehend aus Ruhe, Schwere und Wärme, oben die Spitze mit Kühle, Frische und Klarheit. Dieser Unterschied wird in der Sprache des Autogenen Trainings *Polarisierung* genannt.

Das Erleben der Stirnkühle ist übrigens ein relatives Empfinden. Durch die allgemeine Entspannungsreaktion des Körpers entspannen sich die Blutgefäße. Die damit verbundene bessere Hautdurchblutung und die Erhöhung der Hauttemperatur sind eindeutig messbar. Logischerweise betrifft das auch die kleinen Blutgefäße der Haut und Muskulatur des Kopfes. Die Steigerung der Durchblutung ist aber nicht so intensiv wie im übrigen Körper, daher entsteht das Gefühl der relativen Kühle. Dass dieses Gefühl ein angenehmes ist, macht man sich in dieser Übung zunutze.

Kopf und Stirn sind zum Zeitpunkt dieser letzten der sechs Übungen bereits relativ kühler als der mithilfe der ersten fünf Übungen gut durchblutete, warme Körper samt Armen und Beinen. Bei der Stirnkühle-Übung richten Sie Ihre Aufmerksamkeit auf diesen bereits bestehenden Unterschied und registrieren ihn. Die dazugehörige Formel hilft, dieses Erleben zu intensivieren und es entsteht ein besonders angenehmes Empfinden.

 Die Vorstellung oder Wahrnehmung der Stirnkühle ist auf folgenden Wegen möglich:

✔ geöffnetes Fenster mit leichtem kühlen Windhauch (tatsächlich oder in der Vorstellung)

✔ Befeuchten der Stirn

✔ Vorstellung oder Erinnerung eines warmen Sommertags mit einem leichten Wind, einer kühlen Brise im Gesicht (Strandszene, Bootsfahrt, Wiese mit Schatten spendenden Bäumen) oder eines Entspannungsbads mit kühler Kompresse auf der Stirn

✔ Vorstellung einer Sommerlandschaft im Vordergrund (unten) mit Bergen und schneebedeckten Gipfeln im Hintergrund (oben)

✔ Vorstellung einer warmen Sommernacht (unten) mit vom Himmel kühl herabscheinendem Mondlicht (oben)

✔ Vorstellung eines glasklaren, frischen Bergsees

Die Formeln für die Stirnkühle

Zur Entspannung der Stirn bieten sich verschiedene Formeln an. Vielleicht sagt Ihnen eine davon spontan zu, ansonsten probieren Sie sie in Ruhe aus, bevor sie eine davon in Ihr tägliches Routinetrainingsprogramm aufnehmen.

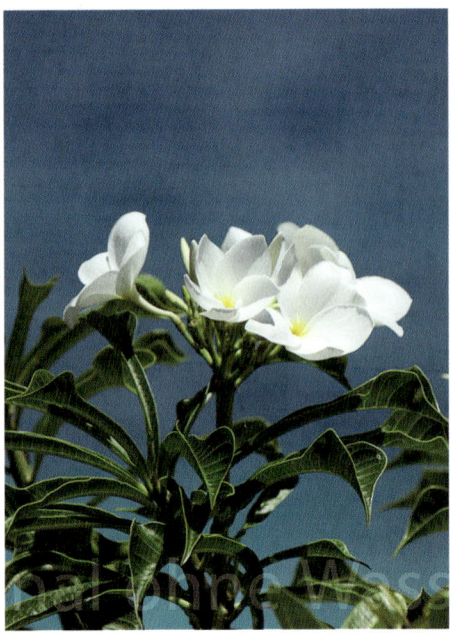

Die Formeln lauten:

»Stirn angenehm kühl«

oder:

»Stirn ein wenig kühl«

oder:

»Stirn entspannt«

oder:

»Stirn (angenehm) glatt (und entspannt)«

Das Wort »angenehm« weist schon auf eine ausgeglichene Empfindung der Kühle hin, das Wort »glatt« unterstreicht noch einmal die zusätzliche Entspannung. Man spricht auch davon, dass sich »die Gesichtszüge glätten«, wenn eine Muskelanspannung nachlässt. Alternativ können Sie sich auch sagen:

»Stirn glatt und gelöst«

Auch die Vorstellung des »Entwölkens« der Stirn hilft oft weiter. So wie Wolken einen

Himmel verdüstern können, so können anstrengende Gedanken den Geist verdunkeln. Gut wirksam ist dann die Formel:

»Stirn glatt und entwölkt«

Die Methode des Entwölkens taucht auch bei einer der sogenannten Indifferenzformeln in Kapitel 2 auf. Dort heißt es: »Gedanken kommen und gehen wie Wolken am Himmel«. Diese Formel ist zur Einleitung einer Trainingseinheit gut geeignet, um sich vom Alltag und störenden Gedanken zu distanzieren. Im Bedarfsfall kann sie während des Trainings jederzeit zwischendurch angewendet werden. Zur Stirnformel passt sie ausgesprochen gut, indem Sie beispielsweise eine der letzten Formeln erweitern und ergänzen zu:

»Gedanken kommen und gehen wie Wolken am Himmel. Stirn glatt, frei und gelöst.«

Wenn Sie unter Migräne leiden, empfehle ich Ihnen, die Übung für die Stirnkühle zur Vorbeugung von Kopfschmerzen zunächst vorsichtig zu dosieren. Dies geschieht entweder durch Abwandlung des Wortlautes der Formel (»Stirn ein wenig kühl«, »Stirn glatt und gelöst«) oder durch Verringerung der Anzahl der Wiederholungen der Formel in einer Übung. Sie können die Stirnkühle auch ganz weglassen und sich auf die Gesichtsentspannung konzentrieren.

Die Entspannung des Gesichts

Die Entspannung des Gesichts hat innerhalb des Autogenen Trainings eine große Bedeutung. Im Gesicht spiegeln sich Stimmungen, Wünsche und Gefühle häufig besonders deutlich wider. Nicht umsonst sagt man über Menschen, denen man ihre momentane Stimmung ansieht oder denen man das Befinden im Gesicht geradezu ablesen kann, ihr Gesicht sei »der Spiegel ihrer Seele«. Im Gegensatz dazu spricht man vom »Pokerface« der unnahbaren Menschen. Gern wird auch gesagt, Menschen, denen man ihre Gefühle und Gedanken nicht anmerkt, hätten eine Maske auf. Sie wirken manchmal, als spielten sie eine Rolle. Gar nicht selten geht diese Undurchdringlichkeit auf Kosten der Lebendigkeit und die Betroffenen wirken starr, angespannt, angestrengt und beherrscht.

Es geht hier nicht darum, diese beiden – sicher extremen – Ausdrucksmöglichkeiten eines Gesichts zu bewerten. Wie immer im Leben geht es nicht um ein Entweder-oder, sondern darum, einen für sich gangbaren Mittelweg zu finden, der im Bedarfsfall auch mal Spielraum für Extreme lässt. So ist es genauso wichtig, in einer unsicheren, unklaren oder brenzligen Situation eher in der Lage zu sein, ein Pokerface aufzusetzen, wie es in einer anderen Situation

Gezielte Gesichtsentspannung

Die gezielte Gesichtsentspannung können Sie unabhängig vom Autogenen Training ausprobieren und durchführen. Anfangs hilft es, in einen Spiegel zu blicken. Wenn Ihnen die Gesichtsentspannung gefällt, können Sie sie bald auch ohne Spiegel durchführen. Der Sinn ist, die Gesichtsmuskeln nacheinander anzuspannen und dann wieder zu entspannen und darüber eine Lösung und Glättung des Gesichts zu erreichen.

Zur Unterstützung können Sie sich vorstellen, mit Ihrem Gesicht beziehungsweise Ihrer Mimik ein bestimmtes Gefühl auszudrücken. Schauspieler üben das lange und ausdauernd. Sie brauchen hingegen die Spannung immer nur einige Sekunden zu halten und lassen dann für einige Sekunden wieder locker. Während Sie die Bewegung einige Male wiederholen, achten Sie auf den Unterschied zwischen Anspannung und Entspannung. Im Übrigen soll die ganze Sache Spaß machen und wohltun und weder in Anstrengung noch in Arbeit ausarten.

Ziehen Sie als Erstes die Augenbrauen hoch, als seien Sie erstaunt. Die Stirn legt sich dabei in Falten. Einige Sekunden halten und wieder für einige Sekunden loslassen, anschließend drei- oder viermal wiederholen. Achten Sie auf den Unterschied zwischen Anspannung und Entspannung. Ziehen Sie anschließend die Stirn zusammen, als würden Sie etwas kritisch oder angestrengt beobachten. Im Spiegel sehen Sie eine Falte oder mehrere Falten zwischen den Augenbrauen, die Augenbrauen nähern sich einander. Anspannen, locker lassen, wiederholen – und den Unterschied registrieren.

Schließen Sie nun die Augen und kneifen Sie die Augenlider für ein paar Sekunden zusammen. Lösen Sie die Anspannung wieder, die Augen bleiben geschlossen. Entspannen Sie für einige Sekunden und wiederholen Sie das Ganze drei- oder viermal. Konzentrieren Sie sich auf den Wechsel zwischen Anspannung und Entspannung. Jetzt öffnen Sie die Augenlider so weit, wie es Ihnen möglich ist. Im Spiegel können Sie beobachten, ob sich dabei die Stirn mit in Falten legt. Versuchen Sie auch einmal, die Augen weit zu öffnen, ohne dass sich die Stirn dabei mit bewegt (meist ist das ein bisschen schwieriger). Und wieder anspannen, locker lassen, einige Male wiederholen und den Unterschied registrieren.

Als Nächstes rümpfen Sie die Nase, als würde Ihnen etwas stinken. Im Spiegel sehen Sie viele zusätzliche kleine Falten, die wahrscheinlich vorher nicht da waren. Ekel ist ein ziemlich intensives Gefühl, was sich auch in der Mimik widerspiegelt. Nach einigen

Sekunden der Anspannung wieder locker lassen und das Ganze einige Male wiederholen. Sie können nun auch versuchen, die gegenteilige Bewegung auszuführen, das heißt die Nase ein bisschen lang zu ziehen. Möglicherweise sehen Sie dabei nur eine sehr kleine Bewegung, probieren Sie es einfach aus.

Jetzt dürfen Sie lächeln, lachen, grinsen. Ziehen Sie die Mundwinkel so weit wie es geht nach außen, zeigen Sie möglichst viel von Ihren Zähnen. Lassen Sie zwischendurch wieder locker und wiederholen Sie die Bewegung einige Male, während Sie den Unterschied zwischen An- und Entspannung registrieren. Nun spielen Sie ein wenig mit Ihrem Gesicht. Lächeln, lachen oder grinsen Sie wieder und beobachten Sie im Spiegel, wie es ist, gleichzeitig die Augen aufzureißen oder die Augenbrauen hochzuziehen. Experimentieren Sie, was Sie mit Ihrer Mimik noch anstellen können, während Sie dem Spiegel die Zähne zeigen.

Anschließend ziehen Sie die Mundwinkel nach unten, so weit es geht. Das sieht nicht so besonders schön aus, aber außer Ihrem Spiegel sieht Sie ja keiner. Und Ähnlichkeiten mit lebenden oder bereits verstorbenen Personen sind rein zufällig … Wie eben beim Lächeln können Sie wieder mit Ihrer Mimik experimentieren und zusätzlich die Stirn krausziehen oder die Augen aufreißen. Ihrer Fantasie und Neugier sind keine Grenzen gesetzt. Und natürlich wieder loslassen und auf den Unterschied achten.

Nun spitzen Sie die Lippen wie zum Kuss. Wenn es Ihnen Spaß macht, schmatzen Sie Ihrem Spiegelbild ruhig ein paar Küsse zu. Ansonsten führen Sie die Bewegung einige Male lautlos aus und lassen Sie zwischendurch immer wieder locker. Als Gegenbewegung pressen Sie die Lippen aufeinander. Ziehen Sie die Lippen dabei nicht nach innen, sie haben zwischen den Zähnen nichts zu suchen. Das reine Aufeinanderpressen der Lippen ist schwerer auszuführen, als wenn die Zähne (und damit der Unterkiefer) zu Hilfe genommen werden. Und wieder anspannen, locker lassen, einige Male wiederholen und den Unterschied registrieren.

Jetzt spitzen Sie die Lippen wie zum Pfeifen. Das sieht vielleicht so ähnlich aus wie das Spitzen der Lippen zum Kuss. Wenn Sie genauer auf Ihre Muskulatur achten, werden Sie aber schnell merken, dass sich dabei unterschiedliche Muskelstränge anspannen. Pfeifen Sie ein paar Takte Ihres momentanen Lieblingssongs oder führen Sie die Anspannung lautlos aus und lassen Sie danach wieder locker. Wiederholen, locker lassen, auf den Unterschied achten. Als Gegenbewegung können Sie die Lippen zusammenziehen, als hätten Sie gerade auf eine saure Zitrone gebissen. Sehen Sie in den Spiegel, ob Ihre Miene wirklich schön sauer aussieht. Und wieder anspannen, locker lassen, einige Male wiederholen und den Unterschied registrieren.

Als Nächstes richten Sie Ihre Aufmerksamkeit auf die Wangen. Blasen Sie sie auf wie zum Trompetenspiel. Und die Spannung einige Sekunden halten, dann wieder locker lassen, die Entspannung registrieren und das Ganze wiederholen. Bewegen Sie die Luft in den Wangen ruhig einige Male hin und her, nach oben und unten, so als würden Sie den Mund ausspülen. Die Gegenbewegung ist das Einsaugen der Wangen nach innen, wiederholen Sie auch diese Bewegung einige Male mit den entsprechenden Entspannungspausen.

Die menschliche Zunge ist ein komplexer Muskel und genauso vielfältig sind – neben dem formvollendeten Küssen – die Bewegungen, die damit ausgeführt werden können. Beschränken Sie sich im Moment auf das Herausstrecken der Zunge. Einige Sekunden anspannen, dann entspannen (das heißt wieder rein mit der Zunge in den Mund) und darauf achten, dass die Zunge schön faul und locker im Mund herumliegt. Achten Sie ruhig zwischendurch im Alltag mal auf Ihre Zunge, bei relativ vielen Menschen befindet sich die Zunge mehr oder weniger dauerhaft am oberen Gaumen angesaugt, was ähnlich dem Aufeinanderpressen der Zähne ein Zeichen für Daueranspannung sein kann.

Ein ebenso wichtiger und ausgesprochen kräftiger Muskel ist der menschliche Unterkiefer. Ich erwähnte gerade das Aufeinanderpressen der Zähne als mögliches Zeichen von Dauerspannung. Nächtliches Zähneknirschen kann diese Anspannung sogar für andere hörbar machen. Pressen Sie nun die Zahnreihen kurz und fest aufeinander und achten Sie dabei darauf, dass es von der Intensität her nicht unangenehm ist. Lösen Sie die Zähne dann wieder voneinander und wiederholen Sie das Ganze einige Male unter Beachtung des Unterschieds von Anspannung und Entspannung.

Öffnen Sie jetzt den Mund wie zum herzhaften Gähnen und lassen Sie die Unterkiefer dabei locker fallen. Menschen mit Problemen der kleinen Kiefergelenke sollten es mit der Weite der Mundöffnung nicht übertreiben, es geht um die Bewegung an sich. Einige Sekunden anspannen (das heißt den Mund in angenehmer Weite öffnen), locker lassen (Mund wieder schließen), wiederholen und jeweils auf den Unterschied achten.

Zum Abschluss der Gesichtsentspannung sehen Sie noch einen Moment in Ihren Spiegel und lassen Sie einfach alles locker. Glätten Sie Ihre Gesichtszüge, so als würden Sie die Haut mit den Fingern sanft nach außen in Richtung Ohren streichen. Atmen Sie einige Male ruhig ein und aus, und vielleicht lächeln Sie sich und Ihrem Spiegel zum Abschied freundlich zu, bevor Sie sich wieder in Ihren Alltag begeben.

angebracht ist, seine Gefühle zuzulassen und sie dem Gegenüber auch durch den Gesichtsausdruck angemessen zu zeigen.

Die gezielte Entspannung des Gesichts ist nicht nur wohltuend, sondern trägt auch wesentlich zu einer Entspannung des ganzen Körpers bei.

Die Formeln für die Entspannung des Gesichts

Es gibt Formeln für das Gesicht, die das Gesicht insgesamt und allgemein ansprechen. Zusätzlich gibt es Formeln, mit deren Hilfe die Aufmerksamkeit nacheinander auf Wangen, Lippen, Kiefer, Mund und Zunge gerichtet wird, so wie mit den Formeln für die Stirnkühle die Stirn gezielt angesprochen wird. Wenn Sie Lust haben, lockern Sie Ihre Gesichtsmuskeln vor der Übung ein wenig. Sie können dafür ganz oder teilweise auf die gezielte Gesichtsentspannung

zurückgreifen oder aber ganz ungehemmt allerlei Grimassen ziehen, um Ihr Gesicht anzuspannen und wieder zu lockern.

Die Formeln für das Gesicht lauten:

»Gesicht angenehm schwer«

oder:

»Gesichtszüge ganz glatt«

oder:

»Gesichtszüge ganz glatt und gelöst«

oder kürzer:

»Gesicht ganz gelöst«

Die Stirn wird gezielt angesprochen mit:

»Stirn (angenehm) glatt (und entspannt)«

oder:

»Stirn glatt und gelöst«

oder:

»Stirn glatt und entwölkt«

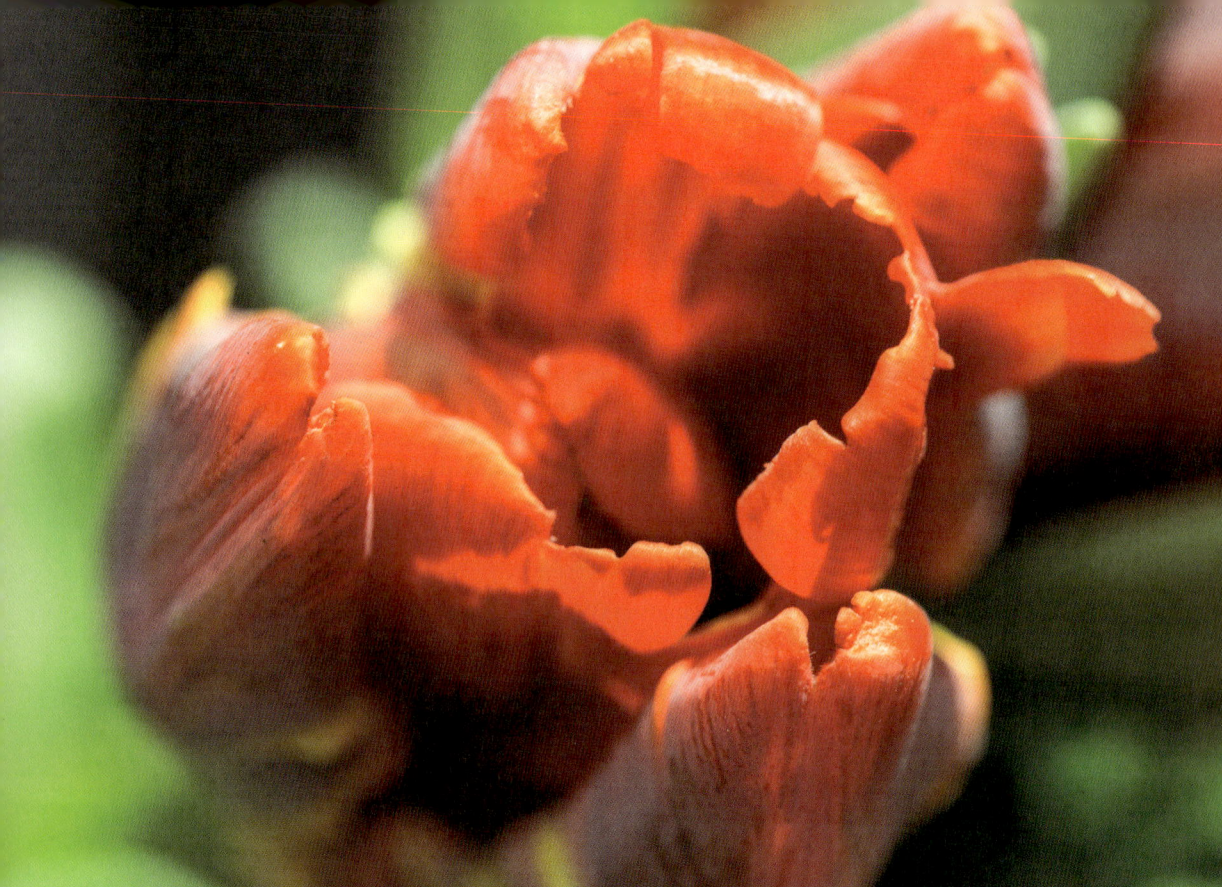

Achten Sie in diesem Zusammenhang einmal besonders auf Ihre Zunge. Wie befindet sie sich in Ihrem Mund? Gar nicht so selten befindet sich die Zunge mehr oder weniger dauerhaft am oberen harten Gaumen angesaugt. Dies kann genauso ein Zeichen für permanente Anspannung sein wie das Aufeinanderpressen der Zähne oder das nächtliche Zähneknirschen.

Wenn das bei Ihnen so ist, können Sie auch Ihre Zunge direkt ansprechen:

»Zunge liegt locker im Munde«

oder:

»Zunge liegt faul im Munde«

oder auch beliebt:

»Zunge liegt faul im Grunde«

Weitere Gesichtsregionen werden gezielt angesprochen mit:

»Wangen und Schläfen entspannt«

und

»Lippen leicht geöffnet«

Außerdem haben sich diese Formeln bewährt:

»Kiefer angenehm schwer«

oder:

»Unterkiefer und Zunge ganz schwer«

Ruhe für die Augen

Die Augen gehören zu den Sinnesorganen und sind somit besonderen Reizungen und Belastungen ausgesetzt. Daher ist es sinnvoll, auch sie zur Entspannung gezielt anzusprechen. Helle Lichter, das Leuchten des Monitors, konzentriertes Lesen, das präzise Bedienen von Geräten und Apparaturen, all dies verlangt den Augen einiges ab. Gönnen Sie also Ihren Augen etwas Gutes und überlegen Sie, ob und welche von den angebotenen Formeln passend sein könnten.

»Die Augen ruhen locker in ihren Höhlen«

oder:

»Die Augäpfel sind warm und weich«

oder einfach:

»Augen ruhig«

Bei unruhigem Zucken der Augenlider hat sich bewährt:

»Die Augenlider sind ruhig und frei«

Brennende und tränende Augen reagieren gut auf:

»Die Augen sind ruhig und trocken«

oder:

»Die Augen sind ruhig, frei und klar«

Das Entspannungsgefühl der Augen ist in der Regel mit einer subjektiven Abnahme der Helligkeit verbunden. Vielleicht ist Ihnen während des Trainings schon einmal aufgefallen, dass das Helligkeitsgefühl hinter Ihren Augenlidern mit zunehmender Entspannung nachlässt.

Entspanntes Dämmern (das heißt Ruhe, Abstand, Abschalten) hat Ähnlichkeit mit dem Dämmern, der Dämmerung als abendlichem Abnehmen des Lichtes und somit auch einem Rückgang der Hektik des Tages. Dösen oder dämmern Sie also während Ihres Trainings, ohne eigenen Gedanken nachzugehen, mit dem Ziel des Abschaltens.

Als Formeln bieten sich an:

»Im Kopf entspanntes Dämmern«

oder:

»Im Gesichtsfeld ruhiges Dämmern«

Wem das Wort Gesichtsfeld zu sperrig ist, der kann auch einfach sagen:

»Augen dämmern ruhig«

Lassen Sie sich durch die Vielzahl der Formeln nicht verwirren. Sie werden recht schnell herausbekommen, welche davon Ihnen gefällt, und werden sie dann nicht mehr missen wollen. Es geht nicht darum, möglichst viele Formeln anzuwenden, sondern sich nach persönlicher Vorliebe und Zielstellung für die jeweils am besten Passende(n) zu entscheiden, sie sich zu merken und in die tägliche Trainingsroutine einzubauen.

 Die gezielte Entspannung von Gesicht und Augen wird als besonders angenehm erlebt. Wenn gerade die Gelegenheit ist, können Sie unabhängig vom Autogenen Training immer mal wieder prüfen, wie sich Ihr Gesicht anfühlt. Einige unauffällig in den Alltag eingebaute An- und Entspannungsübungen des Gesichts wirken oft ausgesprochen wohltuend und erfrischend.

Frische und Klarheit des Geistes

Viele Menschen legen großen Wert auf den Teil der Kopfübung, der für einen frischen und klaren Geist sorgt. Durch die Vorstellung von Klarheit können Gedanken geordnet oder Grübeleien gelöst werden. Nicht umsonst spricht man von »trüben Gedanken«, wenn die Stimmung gedrückt ist. Die Klarheit der Gedanken kann dazu beitragen, wieder ins innere Lot zu kommen.

Sie entscheiden, ob Sie Ihre Übung in Richtung Ruhe, Schwere, Wärme und Distanzierung fortführen oder ob Sie sich zusätzlich einen kleinen »Frische-Kick« gönnen. Das wird davon abhängen, ob Sie nach dem Training einschlafen oder wach und konzentriert weiterarbeiten wollen. Für einen klaren und frischen Geist bietet sich das Bild eines klaren Bergsees oder einer frisch sprudelnden, klaren Quelle an. Auch die

Bilder oder Vorstellungen für die Stirnkühle sind gut geeignet.

Als Formel bieten sich an:

»Kopf frisch, frei und klar«

oder:

»Kopf ganz gelöst, entspannt und frei«

Besonderheiten vor dem Einschlafen

Die Kopfübung und die damit verbundene Polarisierung dienen der Erfrischung, Anregung und Konzentrationssteigerung. Wenn Sie nach dem Autogenen Training einschlafen möchten, können Sie die Kopfübung entweder ganz weglassen oder Sie wandeln sie ab, um sorgenvolle Gedanken vor dem Einschlafen beiseitezuschieben und den Kopf wieder frei zu bekommen.

Sie können sich vorstellen, dass Ihr freier und klarer Geist wie ein ruhiger Bergsee daliegt und den klaren und ungestörten Blick bis auf den Grund ermöglicht. Bei den Formeln liegt die Betonung auf Freiheit, Leichtigkeit und Klarheit:

»Kopf frei und klar«

oder:

»Kopf ganz gelöst, entspannt und frei«

oder:

»Kopf bleibt leicht und frei«

Sie können auch die bewährte Ruheformel ergänzen und sich sagen:

»Ich bin ganz ruhig. Ich schlafe ein.«

Außerdem haben Sie die Möglichkeit, störenden Gedanken durch die Indifferenzformel eine gewisse Gleichgültigkeit zu verleihen:

»Gedanken ganz gleichgültig«

Und gerade vor dem Einschlafen hat sich die Formel

»Gedanken kommen und gehen wie Wolken am Himmel«

bewährt, wenn gleichzeitig die Vorstellung einer entwölkten Stirn hinzugenommen wird. Wie bei allen Übungen geht es auch bei der Kopfübung darum, dass Sie Ihre eigenen Erfahrungen machen. Probieren Sie einfach aus, wie es Ihnen mit dem anschließend gewünschten Einschlafen geht.

Anleitung zur kompletten AT-Übung mit Schwere, Wärme, Atmung, Herz, Bauch und Kopf

Ich biete Ihnen bei Schwere, Wärme, Atem, Herz und Bauch jeweils eine Formel an, für die ich mich entschieden habe und die Sie selbstständig fünf- oder sechsmal wiederholen können. Sie können natürlich auch die von Ihnen gewählten Alternativformeln für die jeweiligen Übungen benutzen.

Die Indifferenzformel »Geräusche ganz gleichgültig« oder »Gedanken ganz gleichgültig« oder »Geräusche und Gedanken ganz gleichgültig« oder auch »Gedanken kommen und gehen wie Wolken am Himmel« können Sie bei Bedarf selbstständig dazwischenschalten. Die beliebte Formel »Jeder Atemzug vertieft die innere Ruhe …« lässt sich ebenfalls zwanglos einflechten.

Für den Übungsteil des Kopfes biete ich Formelvarianten zur Auswahl an. Suchen Sie sich vorher eine davon aus oder probieren Sie sie einfach nacheinander aus.

Bevor Sie starten, empfehle ich Ihnen einige Anspannungs-, Entspannungs- und Lockerungsübungen. Weil es zum ersten Mal um den Kopf geht, richten Sie Ihre Aufmerksamkeit auch auf die Anspannung und Entspannung des Gesichts.

Nehmen Sie sich nach der Übung wieder ein wenig Zeit für eine Rückschau: Wie ging es Ihnen mit dieser Übung? Konnten Sie einen Hauch von Stirnkühle wahrnehmen?

Welche der Formeln für den Kopf sagte Ihnen am meisten zu? Wenn Sie möchten, machen Sie sich ein paar Notizen, dann können Sie später über Ihre ersten Erfahrungen mit der Kopfübung nachlesen und Veränderungen deutlicher wahrnehmen.

Am Ende der Übung habe ich zwei formelhafte Vorsätze zum Thema »Üben« eingebaut:

»**Regelmäßiges Üben bringt Ruhe, Sicherheit und Selbstvertrauen.**

Ich will es lernen, ich werde üben. Die Worte wirken weiter.«

Die Bereitschaft zum regelmäßigen Üben ist das Einzige, was beim Autogenen Training bewusst gewollt werden soll. Ansonsten geht es im Gegenteil um das Loslassen, das Geschehenlassen. Der Satz »Die Worte wirken weiter« verstärkt das zuvor Gesagte. Er kann zur Unterstützung und Verstärkung bei vielen formelhaften Vorsätzen angehängt werden.

Die sechste Übung des Autogenen Trainings: Schwere, Wärme, Atmung, Herz, Bauch und Kopf

Beginnen Sie wieder mit einigen kurzen Anspannungs-, Entspannungs- und Lockerungsübungen. Weil es zum ersten Mal um den Kopf geht, richten Sie Ihre Aufmerksamkeit auch auf die Anspannung und Entspannung des Gesichts. Sollten Sie unter Migräne leiden, können Sie die Übung trotzdem durchführen, sollten aber darauf vorbereitet sein, sie möglicherweise etwas abzumildern in Richtung eines angenehm lauwarmen Gefühls auf der Stirn. Wenn Sie mit den Lockerungsübungen fertig sind, setzen oder legen Sie sich bequem hin. Beobachten Sie, wie Ihr Atem langsam wieder zur Ruhe kommt. (...)

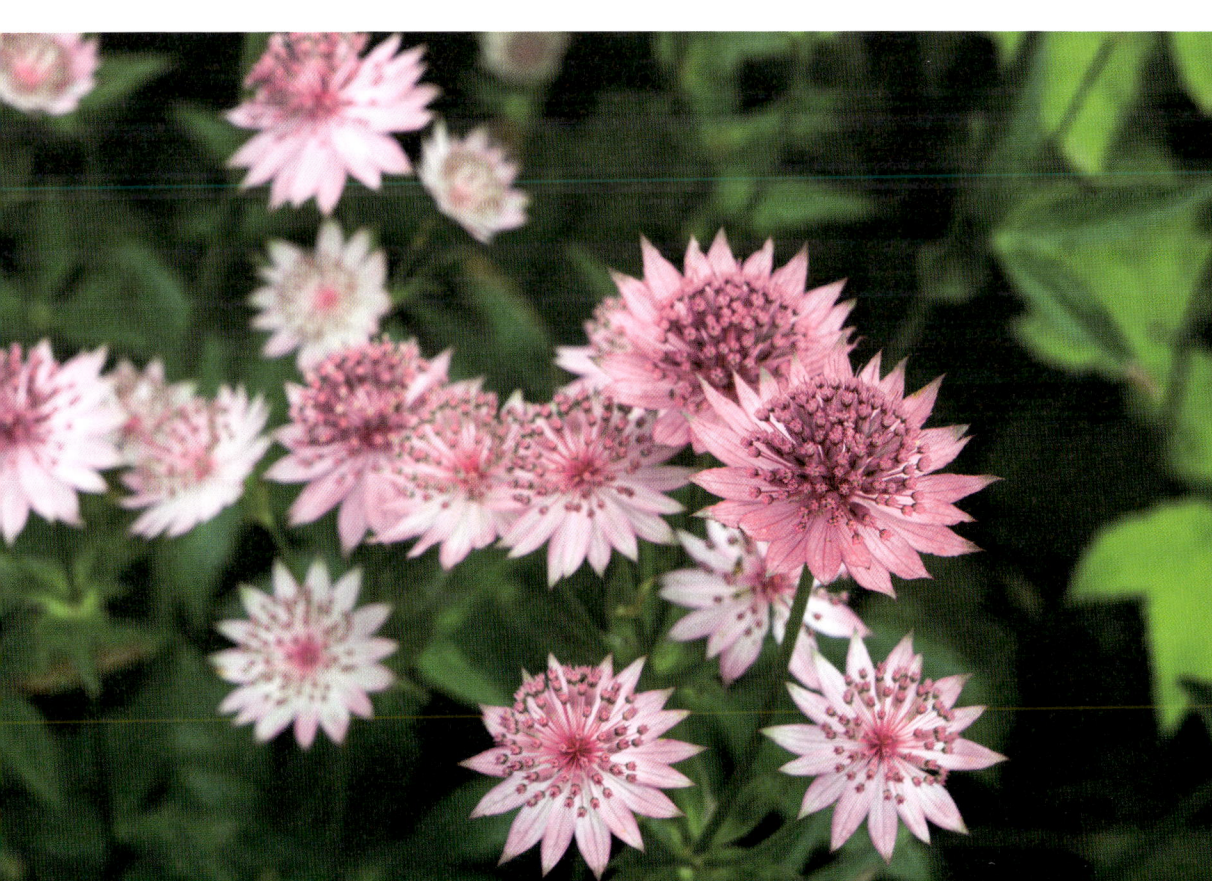

Ich bin ganz ruhig …

Arme und Beine angenehm schwer … (fünf- oder sechsmal)

Ich bin ganz ruhig …

Arme und Beine angenehm warm … (fünf- oder sechsmal)

Ich bin ganz ruhig …

Atem ruhig und regelmäßig … (fünf- oder sechsmal)

Jeder Atemzug vertieft die innere Ruhe …

Ich bin ganz ruhig …

Herz ruhig, rhythmisch, regelmäßig … (fünf- oder sechsmal)

Ich bin ganz ruhig …

Sonnengeflecht angenehm strömend warm … (fünf- oder sechsmal)

Ich bin ganz ruhig …

Stirn angenehm kühl …

Stirn angenehm kühl … Gesicht ganz gelöst …

Gesicht angenehm gelöst …

Kopf frisch, frei und klar …

Kopf frisch, frei und klar …

Kopf angenehm frisch, frei und klar …

Ich bin ganz ruhig …

Regelmäßiges Üben bringt Ruhe, Sicherheit und Selbstvertrauen.

Ich will es lernen, ich werde üben. Die Worte wirken weiter.

… nun beenden Sie die Übung mit der Rücknahmeformel, um anschließend frisch und erholt in Ihren Alltag zurückzukehren:

Arme fest! Tief atmen! Augen auf!

Recken, strecken und dehnen Sie sich ausgiebig und mit Genuss, sodass Sie sich am Ende wieder wach und aktiv fühlen.

 Track 9

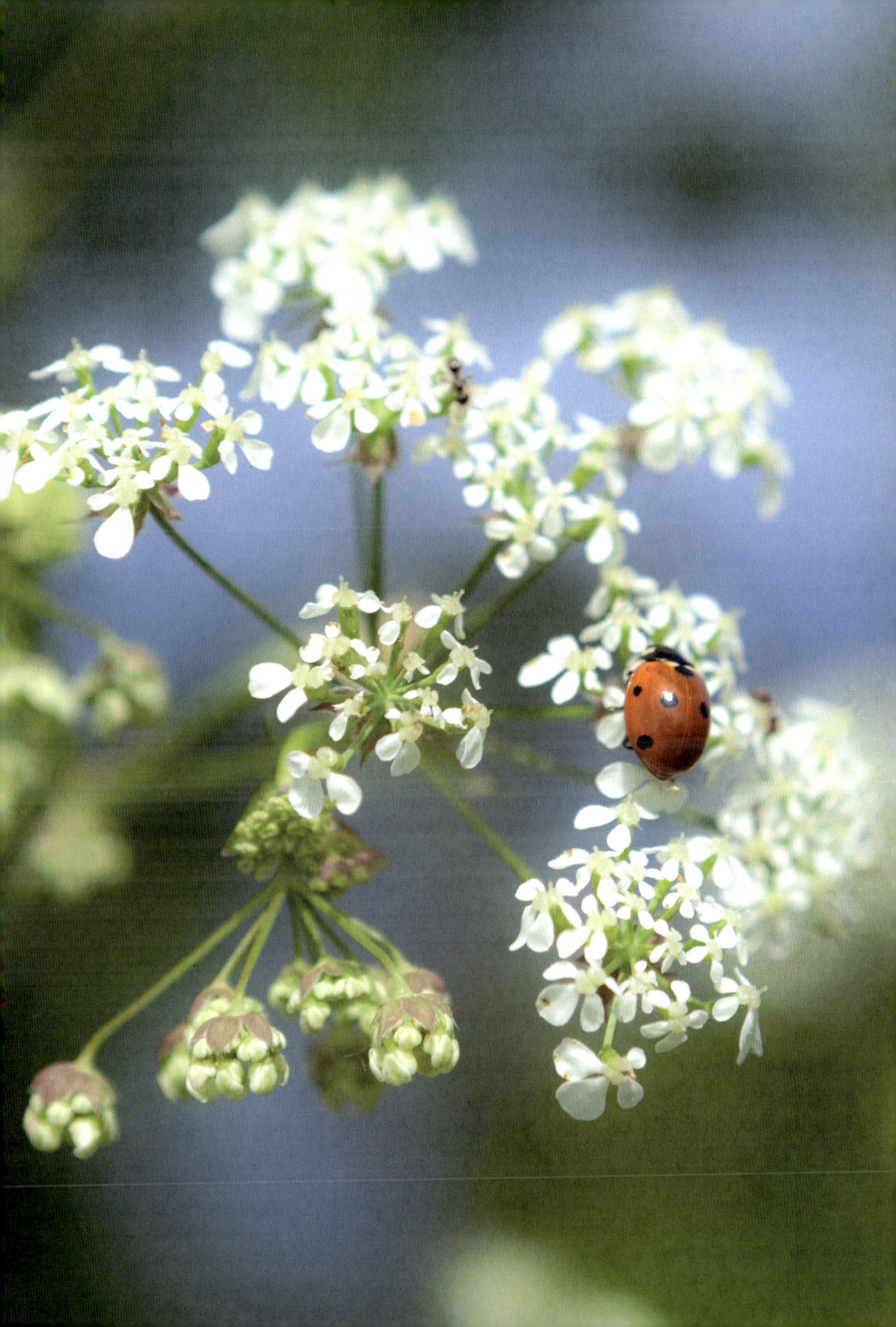

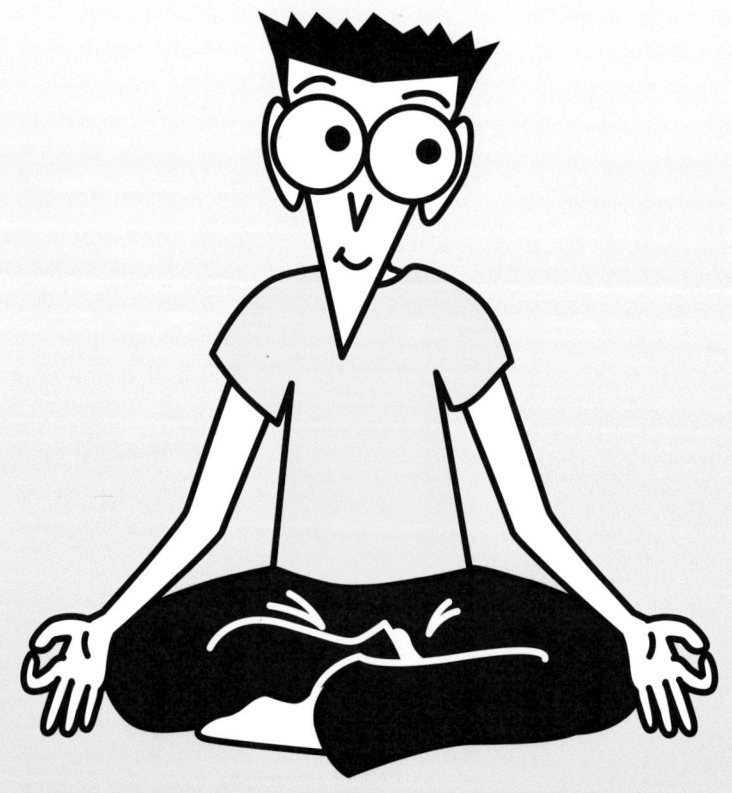

Die Worte wirken weiter

In diesem Kapitel

✔ Autogenes Training im Alltag

✔ Ein Problem als Chance erkennen
und das zu erreichende Ziel definieren

✔ Positive Sätze für Ihr Leben – die formelhaften
Vorsätze

✔ Beispiele für formelhafte Vorsätze zur Lösung
verschiedener Probleme und zur Erfüllung
persönlicher Wünsche

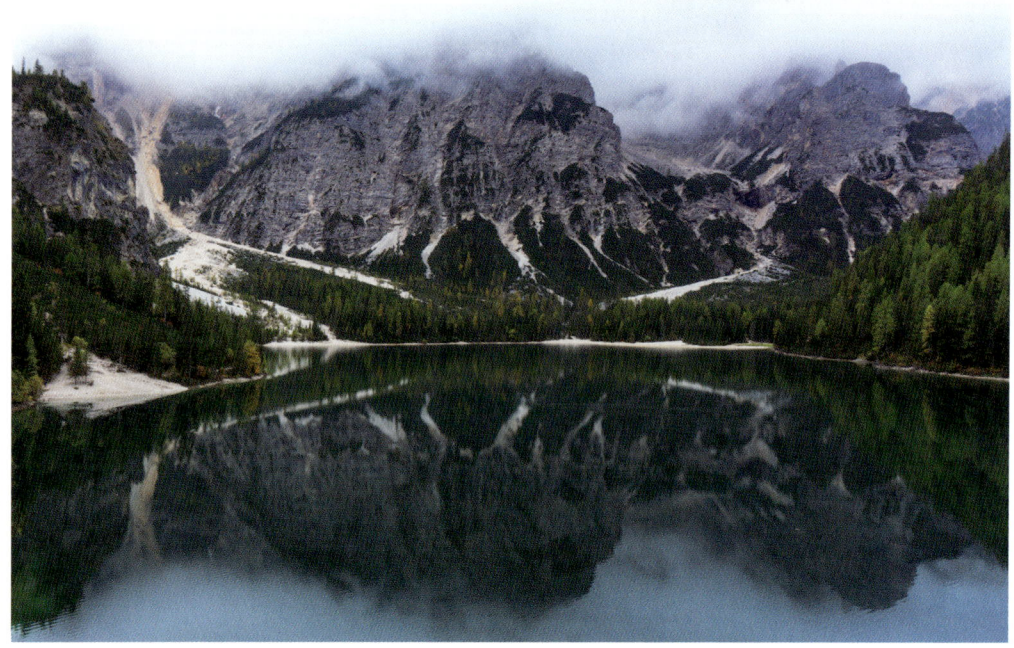

Sie haben inzwischen Ihre Erfahrungen mit dem Autogenen Training gemacht und kennen die sechs Grundübungen. Sie sind vertraut mit dem entspannten Erleben von Ruhe, Schwere und Wärme. Die Entspannungsreaktion tritt inzwischen schneller ein.

Ihre Wahrnehmung von Körper und Seele hat sich verbessert. Sie spüren im Alltag früher, wenn Sie nicht ausgeglichen sind und eine kleine Entspannung brauchen. Ihr Training ist routinierter geworden, und Sie sind insgesamt gelassener geworden und können sich auch in stressigen Situationen besser entspannen.

Jetzt sind Sie neugierig geworden, wie Sie das Autogene Training weiter für sich nutzen und ausbauen können? In diesem Kapitel erfahren Sie, wie Sie Schwierigkeiten oder Probleme lösen oder Ihre selbst gewählten Ziele mithilfe persönlicher Leitsätze erreichen können.

Persönliche Leitsätze – die formelhaften Vorsätze

Worte, Bilder und Vorstellungen wirken während der Entspannung und in der autogenen Versenkung besonders intensiv. Das Unbewusste ist in diesem Moment ausgesprochen empfänglich. Indem Sie eigene Formeln und Bilder entwerfen, die während der Entspannung wirken, können Sie neue und ungeahnte Erfahrungen machen.

Mithilfe persönlicher Leitsätze lassen sich Störungen beseitigen, individuelle Probleme besser bewältigen, Ziele erreichen und die Persönlichkeit entwickeln. Johann Heinrich Schultz, der Erfinder des Autogenen Trainings, nannte diese Leitsätze formelhafte Vorsätze. (Heute spricht man gelegentlich auch von *Vorsatzformeln*.)

Die formelhaften Vorsätze sind persönliche Leitsätze, die Sie sich aussuchen oder selbst entwickeln. In die täglichen Übungen eingefügt, dienen sie der Autosuggestion, der Selbstbeeinflussung. Sie unterstützen Sie dabei, Ihre eigenen guten Vorsätze umzusetzen, Ziele zu erreichen und Wünsche zu verwirklichen. Die Leitsätze müssen häufig wiederholt werden und es dauert bei regelmäßiger Anwendung ungefähr sechs bis acht Wochen, bis die gewünschte Wirkung eintritt. Verhaltensändernde Vorsätze brauchen manchmal mehrere Monate bis zur Umsetzung.

Formelhafte Vorsätze sind besonders wirksam, wenn sie

✔ kurz sind,

✔ richtig sind,

✔ aus ehrlicher Motivation entstanden sind,

✔ positiv formuliert sind,

✔ in der Gegenwartsform formuliert sind,

✔ geeignet sind, das angestrebte Ziel zu erreichen,

✔ als Reim, Stabreim oder Doppelzeile formuliert sind,

✔ persönlich passend und stimmig sind,

✔ regelmäßig in das Training eingebaut werden,

✔ häufig wiederholt werden,

✔ immer mit dem gleichen Wortlaut benutzt werden,

✔ sich gut einprägen,

✔ mit einem Bild, einer Vorstellung kombiniert werden können,

✔ eine gute Rhythmik haben und

✔ das Wort »nicht« oder andere Reizwörter vermieden werden.

Veränderungswünsche und Ziele

Überlegen Sie sich in Ruhe, was Sie in Ihrem Leben verändern möchten, welche unerfüllten Wünsche, welche kurzfristigen und langfristigen Ziele Sie haben. Es hat sich besonders bewährt, darüber während der Entspannung nachzudenken. Stellen Sie sich während des entspannten Zustands des Autogenen Trainings einmal folgende Fragen:

✔ Wie sieht mein Leben aus?

✔ Was macht mich zufrieden, was macht mich unzufrieden?

✔ Was möchte ich an mir verändern?

✔ Warum möchte ich es verändern?

✔ Was will ich kurzfristig erreichen?

✔ Was will ich langfristig erreichen?

✔ Was sind meine Ziele?

✔ Wie stelle ich mir mein Leben vor, wenn diese Veränderungen eingetreten sind, die Ziele erreicht und die Wünsche verwirklicht sind?

Es ist sinnvoll, ein möglichst konkretes Bild oder eine genaue Vorstellung von Ihren Zielen, Wünschen und geplanten Veränderungen zu entwickeln. Erst wenn Sie wissen, was Sie wollen (oder nicht mehr wollen), können Sie auch einen passenden formelhaften Vorsatz auswählen oder entwerfen.

Er soll inhaltlich wahr sein und zu Ihnen passen, das heißt »stimmig« sein. Wenn Sie das jährliche Erstellen der Steuererklärung hassen, wiederholt damit in Verzug kommen und deshalb ständigen Ärger mit dem Finanzamt haben, hat es keinen Sinn, sich zu sagen: »Steuererklärung macht Freude«. Das stimmt für Sie dann nämlich einfach nicht. Hilfreich könnte aber sein:

»Steuererklärung wird gemacht. Ich schaffe es.«

Wenn Sie sich zusätzlich vorstellen, wie Sie die Zettelberge sortieren, in einen Ordner heften und nach der Erledigung eine tiefe Befriedigung spüren, verwirklicht sich dieser formelhafte Vorsatz noch besser.

Es gibt kein Patentrezept, um einen formelhaften Vorsatz zu entwickeln, aber es gibt eine ganze Menge Vorschläge und formelhafte Vorsätze, die sich in bestimmten Situationen bewährt haben. Der häufig verwendete formelhafte Vorsatz »Ich schaffe es« klingt zunächst sehr allgemein, wird aber durch die persönliche Nutzung zur Lösung einer persönlichen Schwierigkeit zum persönlichen Leitsatz – etwa indem Sie ihn mit dem Erledigen der Steuererklärung verknüpfen. Ein formelhafter Vorsatz soll geeignet sein, das angestrebte Ziel auch zu erreichen. Bleiben Sie bei der Formulierung Ihrer Wünsche realistisch. Wenn Sie unsicher sind, setzen Sie sich lieber erst mal ein kleineres Ziel, das Sie als Etappenziel auch wirklich erreichen können.

Positive Sätze für Ihr Leben

Es geht darum, für Ihr Vorhaben einen möglichst einfachen formelhaften Vorsatz zu finden, den Sie sich gut einprägen können. Außerdem ist es wichtig, das Ziel positiv zu formulieren und Reizwörter zu vermeiden. Jemand mit einer Angststörung sollte lieber nicht den Vorsatz »Ich habe keine Angst« wählen, denn in diesem Satz taucht das Reizwort »Angst« auf. Außerdem enthält der Satz eine Verneinung, was auch nicht gut ist. Viel wirkungsvoller ist für jemanden, der an einer Angststörung leidet, der Satz:

»Ich fasse Mut«

Er ist kurz, einprägsam und vor allem positiv formuliert. Ebenso geeignet sind die Sätze:

»Ich schaffe es« oder

»Mut tut gut« oder

»Was auch geschieht, ich bleibe gelassen«

Kurze Sätze sind auch:

»Ich schweige jetzt still«

für jemanden, der immer das letzte Wort behalten will, oder

»Ich setze mich durch«

für den Schüchternen, der sich zu schnell die Butter vom Brot nehmen lässt. Alle diese Sätze sind in der Gegenwartsform formuliert.

Die Bildung eines formelhaften Vorsatzes ist eine kreative Leistung, und Kreativität wird durch Humor gefördert. Vielleicht fällt Ihnen ja so etwas Schönes ein wie der von meiner ersten AT-Kursleiterin vermittelte Satz zur Besserung von Morgenmuffligkeit:

»Spring ich morgens aus der Daune, bin ich gleich ganz guter Laune«

Dieser Satz ist ein Beispiel für eine Doppelzeile. Doppelzeilen sind nicht ganz so kurz, aber durch Reim oder Rhythmik oft auch gut einprägsam, wie:

»Mich begleiten allezeit – Ruhe und Gelassenheit«

oder:

»Was mir der Tag auch bringe – ich bleibe guter Dinge«

oder:

»Ich fahre ruhig im Verkehr – kein Rasen und kein Hetzen mehr«

Der letzte Leitsatz ist ein gutes Beispiel dafür, dass es auch Ausnahmen von der Regel gibt, Reizwörter und Verneinungen zu meiden.

Stabreime sind ebenfalls sehr wirksam. Bei einem Stabreim werden besonders zu betonende Wörter eines Satzes durch gleiche Anfangslaute hervorgehoben, wie hier der F-Laut:

»Ich halte den Vortrag ganz flüssig und frei«

Wenn Sie diesen Satz richtig betonen, entsteht eine wiegende Bewegung. Sich hin und her zu wiegen oder gewiegt zu werden ist außerordentlich beruhigend. Denken Sie an einen schlafenden Säugling in seiner sanft schaukelnden Wiege. Betonen Sie den Satz an den hervorgehobenen Stellen:

»Ich *hal*te den *Vor*trag ganz *flüssig* und *frei*«

»Ich sehe die Sorgen ganz sachlich und klar«

ist mit seinen betonten S-Lauten am Anfang der Wörter ebenfalls ein Stabreim. Er ist sehr gut für Menschen geeignet, die momentan in Schwierigkeiten stecken und sich deshalb verständlicherweise Sorgen machen. Das können gesundheitliche Probleme, finanzielle Sorgen oder zwischenmenschliche Konflikte sein. Es geht bei dem formelhaften Vorsatz nicht darum, diese Sorgen zu bagatellisieren oder unter den Teppich zu kehren. Sondern es geht darum, realistisch zu sein und anzuerkennen: Ja, ich habe dieses Problem! Trotzdem sachlich zu bleiben und klar zu sehen, sind gute Voraussetzungen, vielleicht

auch einen Weg aus diesen Schwierigkeiten zu finden. Betonen Sie den Satz an den hervorgehobenen Stellen:

»Ich *se*he die *Sor*gen ganz *sach*lich und *klar*«

Eine weitere bewährte Möglichkeit, formelhafte Vorsätze zu bilden, beruht auf der Wirksamkeit der Indifferenzformeln. »Geräusche ganz gleichgültig« oder »Gedanken ganz gleichgültig« heißt es, um während des Autogenen Trainings mit Störungen von innen oder von außen umzugehen. Diese beiden Indifferenzformeln sind letztlich auch nichts anderes als formelhafte Vorsätze und werden von Anfang an bei Bedarf in das Autogene Training eingebaut. Mit den sich wiederholenden G am Wortanfang gehören sie auch zu den Stabreimen.

Die Wirksamkeit des »… ganz gleichgültig« lässt sich für alle möglichen Lebenslagen nutzen. Ob es der nervende Nachbar ist, dem gegenüber Sie mehr Distanz und Gleichgültigkeit empfinden wollen, der Berufsverkehr, Ihr Ohrgeräusch, das verlockende

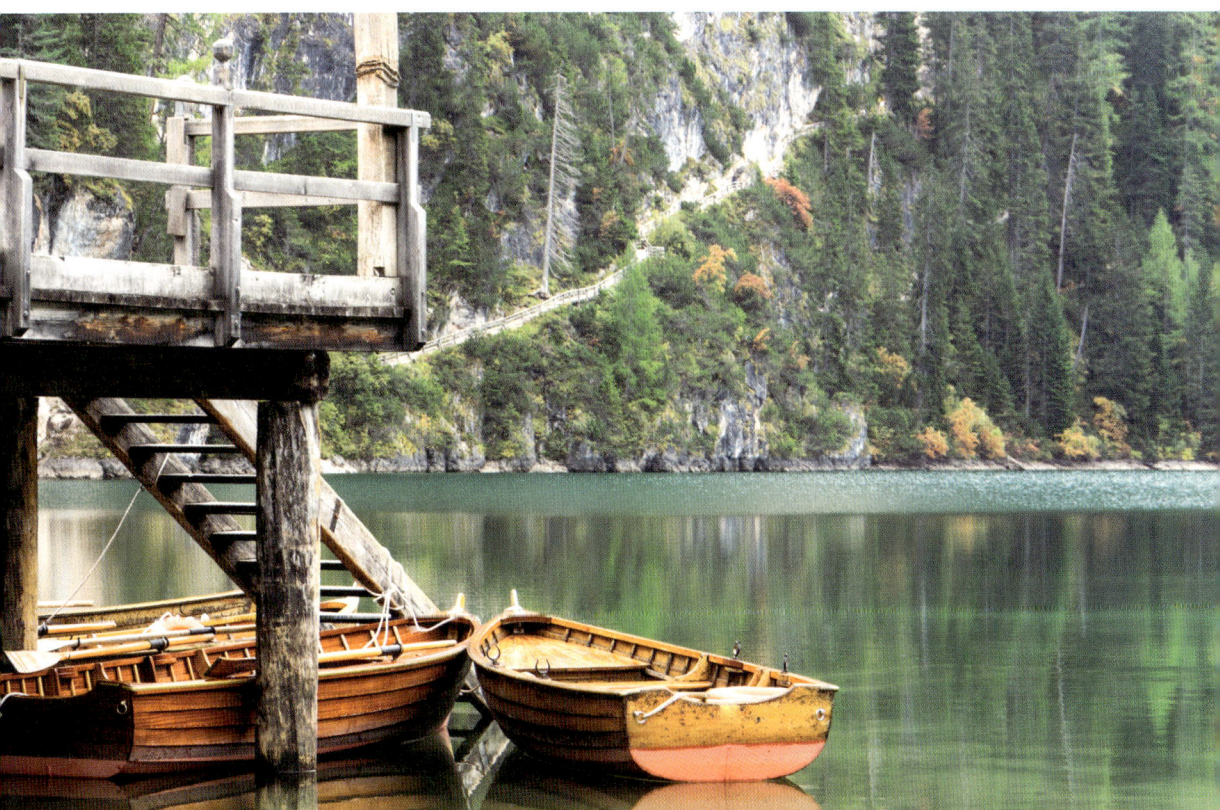

kalorienreiche Tortenstück, auf das Sie unbedingt verzichten wollen, oder ein Schmerz – alles Mögliche kann gleichgültig werden. Wobei es nicht darum geht, durch Gleichgültigmachen eine gegebenenfalls notwendige Konfliktlösung oder die Erledigung von Aufgaben zu vermeiden.

 Entscheiden Sie sich für einen formelhaften Vorsatz und bauen Sie ihn dann regelmäßig in Ihr Training ein. Sobald Sie angenehm entspannt sind und sich die Entspannungsreaktion gut ausgeprägt hat, wenden Sie Ihren formelhaften Vorsatz an. Wiederholen Sie ihn mehrmals hintereinander in immer gleichem Wortlaut und stellen Sie sich dabei möglichst bildhaft und konkret die Umsetzung vor. Anschließend nehmen Sie wie gewohnt zurück und beenden die Übung.

Formelhafte Vorsätze verwirklichen sich je nach Schwierigkeitsgrad der Aufgabe bei regelmäßiger Anwendung innerhalb weniger Wochen bis hin zu einigen Monaten. Wenn Sie erstmalig einen formelhaften Vorsatz anwenden wollen, wählen Sie ein eher leichteres Ziel, um sich mit einem baldigen Erfolgserlebnis zu belohnen.

Beispiele für formelhafte Vorsätze

Für formelhafte Vorsätze gibt es zahlreiche Beispiele. Einige Vorsätze sind besonders gut wirksam. Sie haben sich in bestimmten Lebenslagen bewährt oder sind zur Lösung umschriebener Probleme geeignet, daher möchte ich sie Ihnen nicht vorenthalten. Ansonsten können Sie sich auch jederzeit Ihre eigenen formelhaften Vorsätze entwickeln. Ich stelle Ihnen formelhafte Vorsätze

für das Terminerwachen, zur Verbesserung des Schlafes, bei Nervosität und Unsicherheit und bei Ängsten vor.

Das Terminerwachen

Johann Heinrich Schultz, der Erfinder des Autogenen Trainings, empfahl als einfache Demonstration der Wirksamkeit der formelhaften Vorsätze das Terminerwachen. Die sogenannte »innere Uhr« ist jedem bekannt und mithilfe formelhafter Vorsätze können die meisten Menschen ihre innere Uhr so programmieren, dass sie auch ohne Wecker zu einer bestimmten Uhrzeit erwachen.

Wer die Anwendung der formelhaften Vorsätze ausprobieren möchte, kann das gut am Beispiel des Terminerwachens tun. Bis sich der formelhafte Vorsatz verwirklicht hat, sollten Sie sich zur Sicherheit Ihren Wecker trotzdem stellen. Oft dauert es keine vier Wochen, bis das Terminerwachen gut funktioniert, bei manchen klappt es schon nach drei Tagen. Das Üben des Terminerwachens ist einfach. Stellen Sie sich die Uhrzeit vor, zu der Sie erwachen wollen, und benutzen Sie den formelhaften Vorsatz

»Ich erwache erholt um sieben Uhr«,

wenn Sie um sieben Uhr erholt erwachen wollen. Selbstverständlich ist jede andere Uhrzeit auch möglich. Mit ein bisschen Übung können Sie Ihre innere Uhr auf die Minute genau stellen, probieren Sie es aus.

Schlafstörungen

Auch ohne formelhafte Vorsätze bessern sich Schlafstörungen durch das Autogene Training oft schon nach kurzer Zeit. Wer Autogenes Training kann, braucht daher meist gar keine formelhaften Vorsätze mehr zum besseren Einschlafen, denn dieses Ziel ist längst erreicht. Manchmal gibt es aber doch irgendetwas, was einen nicht zur Ruhe kommen lässt oder den

Schlaf zu rauben droht, sodass ein bisschen Unterstützung hilfreich ist. Auch für Menschen, die an ausgeprägten Schlafstörungen leiden, sind zusätzliche formelhafte Vorsätze angebracht. Bei Schlafstörungen mit vor allem gestörtem Durchschlafen haben sich bewährt:

»Ich schlaf in der Nacht ganz ruhig und fest«

oder:

»Ich schlafe durch«

Legen Sie die Betonung so auf die Wörter, dass ein beruhigender Wiegerhythmus entsteht: »Ich schlaaaaf in der Nacht ganz ruuuuuhig und fest.« Könner des Autogenen Trainings legen die betonten Wörter in die Phase des Ausatmens, was die beruhigende Wirkung des Hin- und Herwiegens noch unterstützt.

Gut geeignet sind bei Schlafstörungen mit hauptsächlich gestörtem Einschlafen die Worte:

»Ich schlafe schnell ein und erwache erholt um halb acht«

Bei diesem formelhaften Vorsatz haben Sie eine Kombination mit dem Terminerwachen. Sie können auch auf die Uhrzeit verzichten und wandeln die Formel ab in:

»Ich schlafe schnell ein und erwache erholt (am Morgen)«

Manche Menschen möchten den Schlaf erzwingen. Leider bewirken sie damit oft das Gegenteil, denn je mehr sie ihn erzwingen wollen, umso weniger kommt er. In solchen Fällen ist es ratsam, auf den Begriff »Schlaf« ganz zu verzichten. Das Wort ist in dem Fall möglicherweise negativ besetzt oder so mit Erwartungen überfrachtet, dass es eher wie ein Reizwort wirkt. Benutzen Sie stattdessen:

»Ruhe umgibt mich wie ein weiter Mantel«

Von ähnlich guter Wirkung ist:

»Der Körper holt sich alle Ruhe, die er braucht«

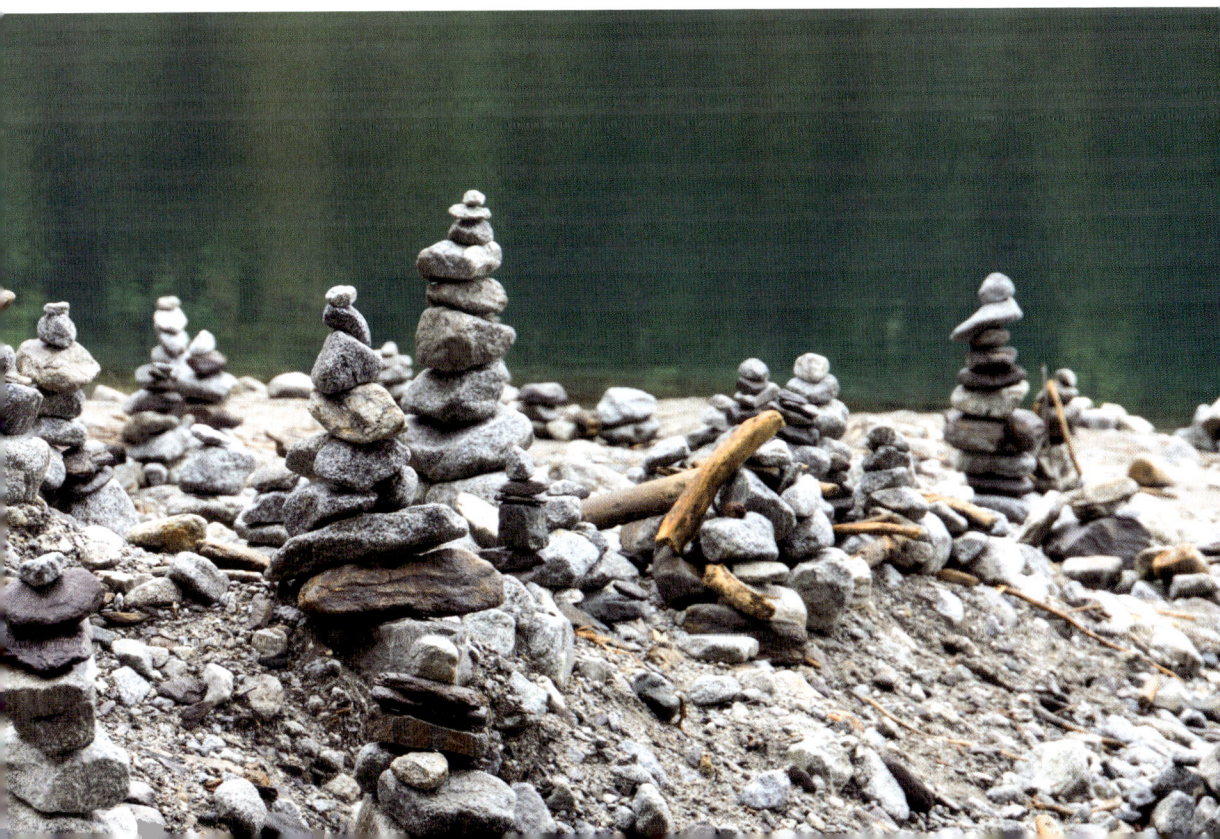

Oder Sie nehmen eine der beiden bewährten Formeln:

»Ich lasse mich los«

»Ruhe kommt ganz von selbst«

Bei der letzten Formel ist wieder ein Wiegerhythmus im Einklang mit der Atmung möglich: »Ruuuuhe kommt gaaaaanz von selbst«. Sie können die Formel natürlich auch in einem anderen Rhythmus an Ihre Atmung anpassen. Achten Sie darauf, dass die für die Entspannung wichtigen Wörter (wie »Ruhe«) in die Phase des Ausatmens gelegt werden.

Zum Schluss bietet sich bei einem verkrampften oder belasteten Verhältnis zum Schlaf eine Indifferenzformel an:

»Schlaf ganz gleichgültig« oder

»Schlaf gleichgültig, nur die Ruhe zählt«

Nervosität und Unruhe

Nervosität und Unruhe können Begleiterscheinungen körperlicher oder seelischer Erkrankungen sein. Dann ist es unabhängig vom Autogenen Training natürlich wichtig, diese Erkrankungen zu erkennen und zu behandeln. Häufig gehören Nervosität und Unruhe aber auch zu den Eigenschaften eines ansonsten gesunden Menschen und sie lassen sich mit dem Autogenen Training günstig beeinflussen.

Bei Nervosität und Unruhe sind formelhafte Vorsätze geeignet, die das Gegenteil betonen, also Ruhe und Gelassenheit. Nicht selten erwachsen Nervosität und Unruhe auch aus einer tiefer sitzenden Unsicherheit. Dann sind formelhafte Vorsätze sinnvoll, die Sicherheit und Selbstvertrauen vermitteln.

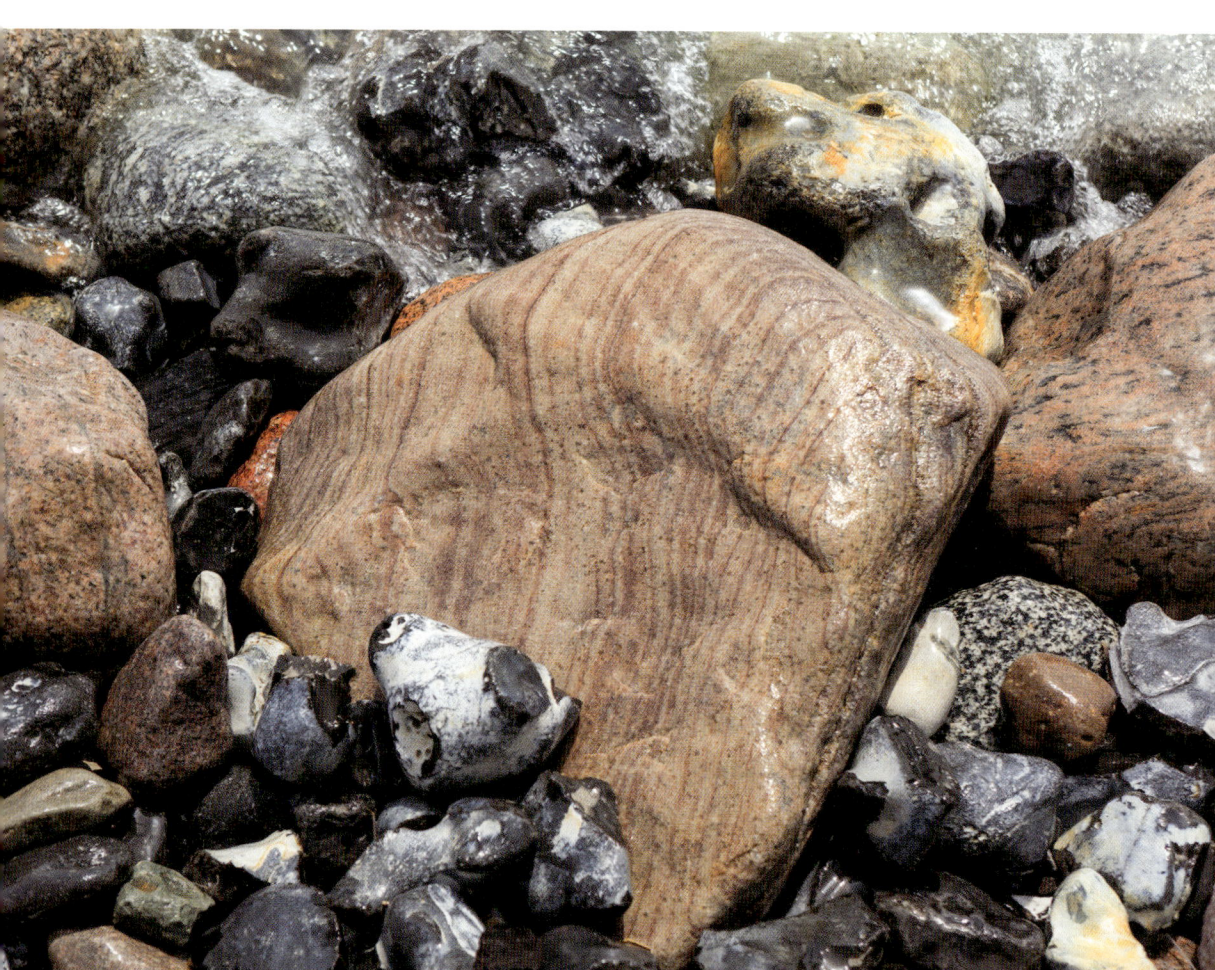

Ich habe einige beliebte Leitsätze, die schon vielen Menschen geholfen haben, zusammengestellt:

»An jedem Ort, zu jeder Zeit – Ruhe und Gelassenheit«

»Mich begleiten allezeit – Ruhe und Gelassenheit«

»Ich bin und bleibe ganz ruhig und frei«

»Ich bleibe geborgen«

»Jeder Stress vertieft die innere Ruhe«

»Was auch geschieht, ich bleibe gelassen«

»Ich bin ausgeglichen und stabil«

»Ich schaffe es«

»Ruhe, Sicherheit und Selbstvertrauen«

»Kraft fließt – Kraft wächst – Kraft in mir«

Probieren Sie aus, für welche dieser Formeln Sie gute Rhythmen finden, mit denen sie sich ganz individuell an Ihre Atmung anpassen lassen.

Angst

Angst hat eine wichtige und nützliche Signalfunktion. Sie hindert Menschen daran, sich in Situationen zu begeben, die lebensgefährlich sind. Menschen mit fehlender Angstempfindung haben daher ein ausgesprochenes Handicap, denn sie geraten immer wieder in gefährliche Situationen und ihre Lebenserwartung kann dadurch verringert sein. Ein wirkliches Fehlen von Angst tritt zum Glück nur sehr selten auf, beispielsweise nach Hirnverletzungen.

Angst ist also erst mal etwas ganz Normales und Nützliches. Ein Zuviel an Angst kann Ausdruck einer Angststörung oder einer anderen Krankheit sein und erfordert meist eine ärztliche Behandlung, die über das Autogene Training hinausgeht. Um diese Angst soll es hier nicht gehen, sondern um ungerechtfertigte, übertriebene und hinderliche Angst bei ansonsten eher

gesunden Menschen, um Angst, die einfach ein bisschen zu viel ist und einem das Leben schwer macht, wie etwa Prüfungsangst trotz guter Vorbereitung.

Über die Förderung von Ruhe, Gelassenheit und Distanzierung und die Senkung des Stresspegels des vegetativen Nervensystems wirkt schon die Grundstufe des Autogenen Trainings ausgesprochen beruhigend und angstlösend. Formelhafte Vorsätze können diese Wirkung verstärken. »Angst« ist ein Reizwort, deshalb taucht es in den formelhaften Vorsätzen in der Regel nicht auf. Zur Lösung von Angst sind alle formelhaften Vorsätze geeignet, die Ruhe, Sicherheit, Gelassenheit und Selbstvertrauen betonen. Einige davon fasse ich noch einmal zusammen:

»An jedem Ort, zu jeder Zeit – Ruhe und Gelassenheit«

»Mich begleiten allezeit – Ruhe und Gelassenheit«

»Was auch geschieht, ich bleibe gelassen«

»Ich bin und bleibe ganz ruhig und frei«

»Ich bin und bleibe geborgen«

»Ich bin ausgeglichen und stabil«

»Ich lasse mich los«

»Ruhe, Sicherheit und Selbstvertrauen«

»Ruhe kommt ganz von selbst«

»Die Worte wirken weiter«

In der Kürze liegt (mitunter) die Würze, daher sind folgende, jeweils nur aus drei Wörtern bestehende Vorsätze auch sehr beliebt:

»Ich fasse Mut«

»Mut tut gut«

»Ich schaffe es«

Ich habe erwähnt, dass das Wort »Angst« in der Regel in den formelhaften Vorsätzen nicht auftaucht. Ausnahmen bestätigen die

Regel, deshalb gibt es den formelhaften Vorsatz:

»Ich darf ängstlich sein«

Einige unter Angst leidende Menschen versuchen nämlich, diese Angst »in den Griff zu bekommen«, indem sie sich zwanghaft und streng verbieten, Angst zu haben. Das führt dazu, dass die Angst erst recht auftaucht und manchmal ein unglücklicher Kreislauf in Gang kommt, der die Angst sogar noch verstärkt. Das kann so weit gehen, dass die Angst vor der Angst schlimmer ist, als es die ursprüngliche Angst war. Um so einen Teufelskreis zu durchbrechen, kann es ein guter Trick sein, sich die Angst ausdrücklich zu gestatten. Damit wird ihr der Schrecken genommen, denn sie darf ja sein. Dann kann eine zweite Formel hinzugefügt werden, sodass die Zusammenstellung beispielsweise so aussieht: »Ich darf ängstlich sein. Ruhe kommt ganz von selbst. Ich bin ganz ruhig.«

Ihr ganz persönlicher Wunsch

Wichtig ist immer die mit dem formelhaften Vorsatz verbundene Vorstellung. Deshalb kann Ihr formelhafter Vorsatz auch sehr allgemein formuliert sein, wenn Sie wissen, worum es Ihnen dabei geht. Es kann sogar ausgesprochene Freude bereiten, dies wie ein kleines Geheimnis für sich zu bewahren und daran zu arbeiten. So müssen gerade auch seelische Probleme oder Konflikte nicht unbedingt direkt angesprochen werden. Weil das Entscheidende die mit dem formelhaften Vorsatz verbundene konkrete, möglichst bildhafte Vorstel-

lung ist, sind folgende Sätze zur Umsetzung ganz persönlicher Wünsche oft sehr hilfreich:

»Ich schaffe es«

»Ich mache es«

»Ich lasse es«

»Ich gewinne Abstand«

»Ich lasse zu«

Jeder, der einen solchen formelhaften Vorsatz benutzt, weiß dann sehr genau, was er aus welchem Grund schaffen, machen, lassen oder zulassen oder wovon er Abstand gewinnen möchte. Diese formelhaften Vorsätze sind ein Beispiel dafür, dass es dabei nicht nur um die Worte an sich geht, sondern vor allem auch um das Zusammenspiel von Vorstellung und Formel in einer entspannten Situation.

Stellen Sie sich die Situation, in der Ihr formelhafter Vorsatz wirken soll, möglichst konkret vor, so wie Sie sie im Alltag schon oft erlebt haben. Stellen Sie sich vor, wie Sie die Situation anders als bisher bewältigen, indem Sie alte Muster aufgeben und Neues ausprobieren. Gleichzeitig wiederholen Sie während dieser Vorstellung Ihren dazu passenden formelhaften Vorsatz.

Sie werden merken, dass sich die in der Entspannung formelhaften Vorsätze im Laufe der Zeit auch in den Alltag übertragen und fortsetzen. Plötzlich taucht dann ein »Ich schaffe es« oder »Ich lasse es« in der entsprechenden Situation im Alltagsleben auf und macht die Bewältigung dieser Situation wesentlich einfacher.

Stichwortverzeichnis

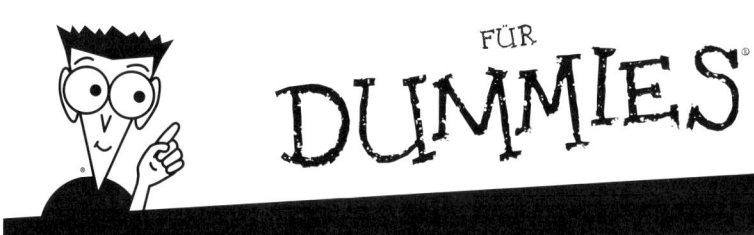

JETZT GIBT'S ETWAS FÜR DIE OHREN! HÖRBÜCHER ZUM WOHLFÜHLEN

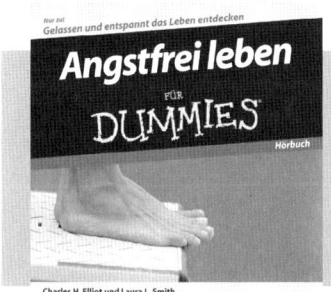

Charles H. Elliot und Laura L. Smith

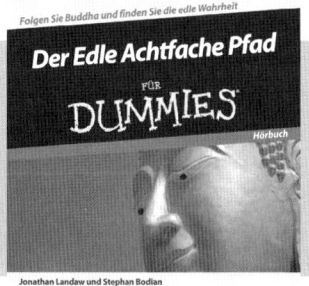
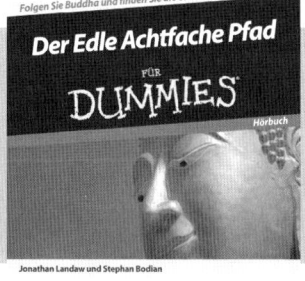

Jonathan Landaw und Stephan Bodian

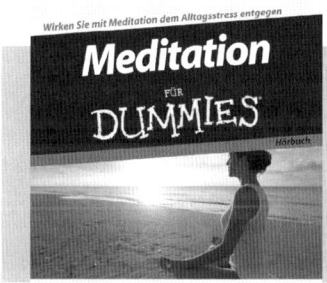

Stephan Bodian

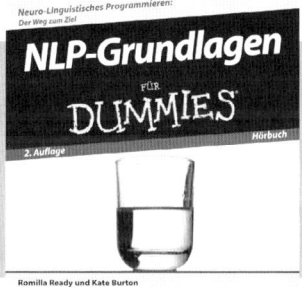
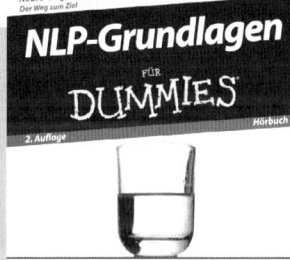

Romilla Ready und Kate Burton

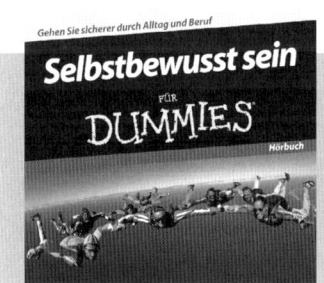

Kate Burton und Brinley Platts

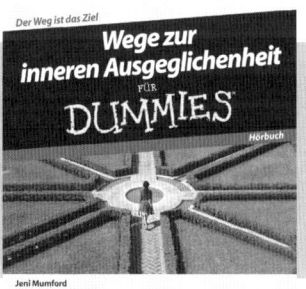

Jeni Mumford

Angstfrei leben für Dummies
ISBN 978-3-527-70401-9

Der Edle Achtfache Pfad
für Dummies
ISBN 978-3-527-70438-5

Grundlagen des Smalltalk
für Dummies
ISBN 978-3-527-71001-0

Meditation für Dummies
ISBN 978-3-527-70358-6

NLP-Grundlagen für Dummies
ISBN 978-3-527-70427-9

NLP-Praxis für Dummies
ISBN 978-3-527-70768-3

Selbstbewusst sein für Dummies
ISBN 978-3-527-70550-4

Techniker der Schlagfertigkeit
für Dummies
ISBN 978-3-527-71000-3

Wege zur inneren
Ausgeglichenheit für Dummies
ISBN 978-3-527-70402-6

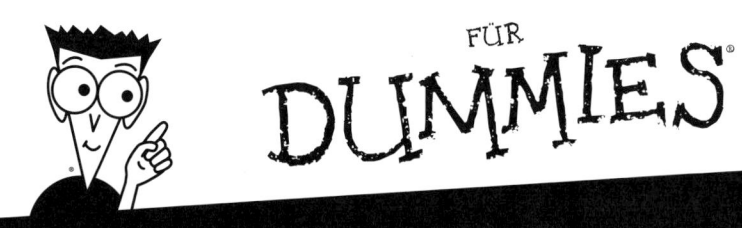

DAS LEBEN GENIESSEN LERNEN

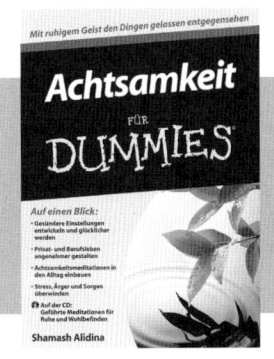

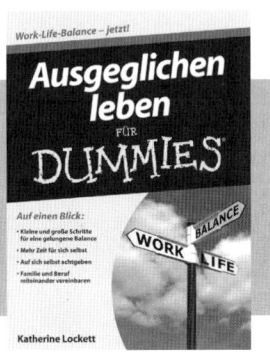

Achtsamkeit für Dummies
ISBN 978-3-527-70712-6

Ausgeglichen leben für Dummies
ISBN 978-3-527-70575-7

Glück für Dummies
ISBN 978-3-527-70515-3

Glücklich verheiratet für Dummies
ISBN 978-3-527-70697-6

Meditation für Dummies
ISBN 978-3-527-70753-9

Positive Psychologie für Dummies
ISBN 978-3-527-70623-5

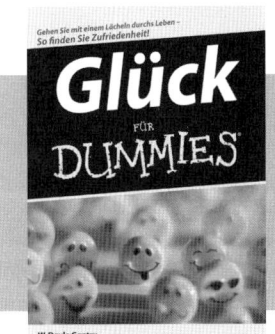

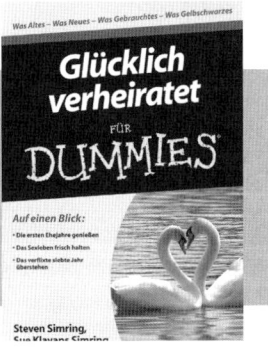

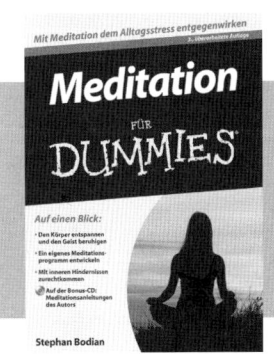

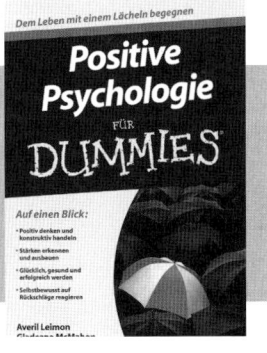